全国高职高专医药类规划教材

中药制剂技术实验实训

洪巧瑜　　王克荣　　卜训生　主编

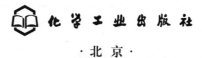

·北京·

本书以中药制剂岗位（群）的能力、素质要求为标准，以职业技能为核心，采用模块式编写方法，创设任务清单，以任务引领开展典型手工小试、中试和生产实例实训内容，突出传统和现代中药制剂岗位被广泛应用的成熟技术和方法，强调技能要求和操作流程、操作要点，注重知识与技能相结合的操作性和实用性。本教材适用于各级医药类职业教育学校学生。

图书在版编目（CIP）数据

中药制剂技术实验实训/洪巧瑜，王克荣，卜训生主编. —北京：化学工业出版社，2015.8
全国高职高专医药类规划教材
ISBN 978-7-122-24366-9

Ⅰ.①中… Ⅱ.①洪…②王…③卜… Ⅲ.①中药制剂学-高等职业教育-教材 Ⅳ.①R283

中国版本图书馆 CIP 数据核字（2015）第 135688 号

责任编辑：李少华　　　　　　　　　装帧设计：关　飞
责任校对：王素芹

出版发行：化学工业出版社(北京市东城区青年湖南街 13 号　邮政编码 100011)
印　　装：三河市延风印装有限公司
787mm×1092mm　1/16　印张 13　字数 342 千字　2015 年 10 月北京第 1 版第 1 次印刷

购书咨询：010-64518888(传真：010-64519686)　售后服务：010-64518899
网　　址：http://www.cip.com.cn
凡购买本书，如有缺损质量问题，本社销售中心负责调换。

定　　价：28.00 元

本书编写人员

主　　编　　洪巧瑜　王克荣　卜训生

副 主 编　　陆　洋　樊长征

编写人员　（按姓氏笔画排序）

卜训生（北京卫生职业学院）

于　慧（北京卫生职业学院）

王克荣（北京卫生职业学院）

王艳艳（连云港中医药高等职业技术学校）

庄　伟（首都医科大学宣武医院）

刘　沛（承德医学院）

吴夏秋（浙江中医药大学）

吴　杰（南阳医学高等专科学校）

陆　洋（北京中医药大学）

杜　林（北京康必得药业有限公司）

洪巧瑜（北京卫生职业学院）

尉海玲（北京卫生职业学院）

蒋爱品（北京卫生职业学院）

樊长征（中国中医科学院西苑医院）

编写说明

为了更好地贯彻落实《国家中长期教育改革和发展规划纲要》、《医药卫生中长期人才发展规划（2011—2012 年）》和全国职业教育工作会议精神，推动中医药高职高专教育的发展，适应职业教育教学改革和医药卫生行业对高技能型人才的需求，本书以中药制剂岗位（群）的能力、素质要求为标准，以中药制剂工岗位（群）职业技能为核心，按照中药制剂的生产工艺规程诠释相关知识点，采用模块式编写方法，创设任务清单，以任务引领开展典型手工小试（实验室实验）、中试和生产实训（车间实训）内容编写，突出传统和现代中药制剂岗位被广泛应用的成熟技术和方法，强调技能要求和操作流程、操作要点，注重知识与技能相结合的操作性和实用性。

本书共计 6 个模块，29 个实验实训项目，49 个实验实训设计，具有以下特色：

1. 任务清单引领，手工实验制作与生产实训相结合。

2. 中药制剂手工实验制作部分突出传统，目的是指导学生训练基本技能，力求以实用、够用为主，突出中药制剂传统技能特色，引入现代实验技术和手段，以期培养中药制剂手工制作领域应用技能型人才。共编写 25 个实验设计，既有验证性实验，又有综合设计性实验；既有常规剂型的制备，如丸剂、散剂、颗粒剂、栓剂、软膏剂等，又有新剂型的制备，新技术的应用，如包合技术、微囊化技术等。使学生在动手实践能力训练提高的同时，巩固理论知识，培养科学创新性思维。体现了科学性、时代性和适用性。

3. 中药制剂实训部分以典型生产实例来引领，注重工作过程，结合国家现行药典、《药品生产管理规范》、《药品生产质量管理规范》、《GMP 实施指南》对中药药品手工制作和车间生产环节、生产过程控制的要求，突出关键步骤和环节的掌握，引领学生迅速领悟实际生产所需的关键技能要求。

由于时间和编者水平所限，不足之处在所难免，请各校师生在使用本教材过程中，通过教学实践，不断总结经验，并提出宝贵意见，以便进一步提高。

编者
2015 年 5 月

目 录

模块一　中药制剂入门实验实训

实验一　固液体称量基本操作训练

任务一　称量固液体

一、实验目的

1. 掌握固体及液体药品称重的基本操作。
2. 掌握液体药品量取的基本操作。
3. 熟悉常用的称量工具。
4. 熟悉长方包、五角包的打包方法。

二、实验条件

天平、量筒、量杯、烧杯、蒸发皿等。

三、实验指导

1. 称取药物时要求瓶盖不离手，以左手拇指与食指拿瓶盖，中指与无名指夹瓶颈，右手拿牛角匙。

2. 根据称重药物的性质，选择称量纸或适当容器。根据所称药物的重量，选择天平。一般称取 1g 以下，0.1g 以上重量的药物，可选用电子天平、扭力天平。

3. 使用量筒和量杯时，要保持垂直，眼睛与所需刻度成水平，读数以液体凹面为准。小量器一般操作姿势为用左手拇指与食指垂直平稳持量器下半部并以中指垫底部。右手持瓶倒液，瓶签必须向上或向两侧，瓶盖可夹于小指与无名指间，倒出后立即盖好，放回原处。

4. 药液注入量器，应将瓶口紧靠量器边缘，沿其内壁徐徐注入，以防止药液溅溢器外。量取黏稠性液体如甘油、糖浆等，不论在注入或倾出时，均须以充分时间使其按刻度流尽，以保证容量的准确。

5. 使用过的量器，需洗净沥干后再量其他的液体。

6. 量取某些用量 1ml 以下的溶液或酊剂，可以滴为单位。如无标准滴管时，也可用普通滴管，即先以该滴管测定所量液体 1ml 的滴数，再凭此折算所需滴数。

四、实验内容

1. 练习称重操作，要求称重固体、半固体和液体，并记录练习结果。

实验操作		选用的天平	称取时的操作步骤及注意
称	称取固体药物： 益元散 1g 益元散 0.4g	称量范围 最小称量	
	称取液体药剂： 蒸馏水 14.5g		
	称取黏稠性药剂： 甘油 1g		

2. 写出称重注意事项。

3. 量取液体，明确量器的种类。

4. 填写下表量取相关的内容。

实验操作		量器的规格	操作及注意
量	蒸馏水 200ml		
	乙醇 10ml		
	碘酊 2ml 加水至 10ml		

5. 写出量取注意事项。

任务二　称量中药饮片

一、实验目的

1. 掌握特殊中药饮片称重的基本操作。
2. 熟悉特殊中药饮片称重工具。
3. 熟悉中药饮片的包包方法。

二、实验条件

戥子、电子秤、台秤等。

三、实验指导

1. 处方调配称取药材应先看准需要称取的中药饮片名称及克数，左手用架戥法持戥，右手拉开格斗，并用"抓药"的方式，抓取适量饮片反手入戥盘，调整饮片量至戥杆平衡。

2. 使用台秤称量较重的中药饮片，在库房和中药制剂生产中常用。

3. 实验工具

① 戥子：属计量用具，包括戥子杆，戥子盘，戥子锤（秤砣）组成。

② 机械台秤：利用不等臂杠杆原理工作。由承重装置、读数装置、基层杠杆和秤体等部分组成。读数装置包括增砣、砣挂、计量杠杆等。基层杠杆由长杠杆和短杠杆并列连接。

③ 电子台秤：利用非电量电测原理的小型电子衡器。由承重台面、秤体、称重传感器、称重显示器和稳压电源等部分组成。

电子秤在使用前需要进行水平调节以保证电子秤称量准确，四角误差最小。电子秤一般都有水平气泡，调节电子秤底部的支脚，发现气泡位置变化，将气泡调整到中心圈内即可。更换电子秤的摆放位置，需要重新调整水平。

进行称重应用时，电子秤的最小称重是选择合适秤的关键，主要由传感器控制，一般用 Min. 来表示，只有根据称量允差要求选择合适的秤才能保证称重的可靠性和准确度。电子秤的最大称重就是秤可以称重的最大值，一般用 Max. 来表示。

四、实验内容

1. 练习某处方的调配。
2. 使用台秤称量较重的中药饮片并纪录。

原辅料名称	原辅料编号	批号	检验单号	领用数	称量数

实训二　参观中药制药企业

任务一　参观中药厂

一、实训目的

为密切联系生产、科研和临床实践，使学生对中药制剂生产加深感性认识，拓宽视野，强化技能训练，应选择具有代表性的中药厂进行参观学习。可增加学生在中药制剂生产技术、管理和质量控制等方面的感性认识，深化、巩固和扩大课堂教学的基本理论和基本知识，培养一专多能高素质合格中药制剂人才。

1. 了解中药厂的主要任务、工作内容、车间设置、主要设备及生产品种等内容。
2. 熟悉或了解中药厂 GMP 设施、厂房设计、管理、净化设备、洁净室的等级标准与卫生管理、药品卫生措施与方法。

二、实训条件

实训场地：中药厂。

三、实训指导

（一）首先明确药厂布局，人流及物流通道等。

（二）人员进出一般生产区的要求

1. 生产操作人员进出一般生产区的要求

（1）生产操作人员进入一般生产区操作程序

① 进入生产车间门厅，将个人携带物品（雨具等）存放于指定的位置。

② 人坐在鞋柜上脱去家居鞋，弯腰，将家居鞋放入鞋柜外侧指定柜中，从鞋柜里侧柜中取出自己的一般生产区工作鞋穿上，在此操作期间双脚不要着地。

③ 进入一般生产区更衣室，随手关门，一般生产区的操作人员从专用更衣柜内取出一般生产区工作服，按从上到下：戴帽子—穿上衣—穿裤子的顺序，穿好工作服，整理好衣帽，关好柜门，洗手，进入一般生产区；洁净区的操作人员直接通过一般生产区更衣室进入一般生产区（应是走廊）到洁净室更鞋室。

（2）生产操作人员退出一般生产区操作程序

退出一般生产区时，按进入时逆向顺序更衣，将工作服、工作鞋换下，分别放入自己衣柜、鞋柜内，离开车间。

2. 外来人员进出一般生产区的要求

（1）外来人员进入一般生产区操作程序

① 外来人员包括生产部非本车间人员、本公司非生产部人员、非本公司人员，其中非本公司人员须经一级部门总监或二级部门部长批准后才可进入，本公司非本部门人员和非本公司人员还需经卫生培训，由门厅人员为其讲解。

② 进入生产车间门厅，将个人携带物品（雨具等）存放于指定的位置，到门厅处登记，登记应包括进出车间时间、来访人员姓名、来访人员单位、来访事由、批准人、受训情况（生产部非本车间人员不用培训）等，并拿好一次性鞋套、工作服。

③ 坐在鞋柜上，坐着转身180°，套上一次性鞋套。

④ 穿上工作服，扣好衣扣，佩戴工作帽，应确保所有头发均放入工作帽内，不得外露。

⑤ 洗手，进入一般生产区。

（2）外来人员退出一般生产区操作程序

退出一般生产区时，按进入时逆向顺序，将工作衣脱下交给门厅，将一次性鞋套扔到垃圾桶中，登记离开车间时间。

（三）物料进出一般生产区的要求

1. 进出一般生产区的物料包括原辅料、空心胶囊、内包装材料、外包装材料等。

2. 物料及其他用品进入一般生产区程序。

（1）物料在车间外清间去除外包装，如内包装无标识，则应填写物料卡，注明品名、规格、批号、数量、厂家等标识。不能除去外包装的应用浸水的半干抹布擦拭外表面灰尘。

（2）清洁后的物料经物料通道连同内包装运至一般生产区相关区域。

（3）清洁工作由领料人员或物料传递人员负责。

3. 退出程序：与进入一般生产区程序相反，需恢复物料的原包装。

4. 物料在进出前后必须认真进行核对，发现异常情况及时向上级领导或 QA 报告。

5. 搬运过程必须注意安全，小心操作、轻拿轻放。

四、实训内容

1. 任课教师应事先联系约定，作好充分准备，认真严密组织和安排。带教老师根据参观学习内容提出要求和注意事项，使学生带着问题有目的地去学习，避免走马观花。

2. 听取负责人介绍药厂的基本概况。

3. 分组参观学习药厂车间的主要工作任务以及机械设备构造、性能及操作方法。

4. 听取各车间负责人介绍车间的基本概况，实地讲解。学生边听边看边想，可及时提问请教。由经验丰富的工人师傅实地演示各器械的操作方法，并介绍操作注意事项。

五、实训思考

1. 写一份参观学习体会。

2. 填写人员进出一般生产区的要求。

（1）脱_____鞋放入鞋柜，鞋头向外坐，跨过鞋柜，_____不得着地，穿_____鞋，进 _____，脱 _____，放便衣柜，包括 _____、_____、_____、_____、_____、_____、钱包等个人物品，不得携带入内，洗_____、烘干，戴_____帽、穿_____工作服。

（2）脱_____拖鞋，放更鞋柜内，坐跨过鞋柜，取出并穿_____鞋，_____不得着地，进_____；脱_____工作服，洗手（五步洗手法），烘干；戴_____（口罩的标准戴法）、穿洁净服（顺序：_____、_____、_____，切记：_____一定不能落地），上衣下摆扎进裤子里，整理。

（3）手部消毒，肘部开门，进 _____，进 _____；领取 _____ _____。（注意：进净化区后，不得直接接触非洁净物品）

3. 写出物料进出一般生产区的要求。

任务二　绘制车间布局图

一、实训目的

1. 掌握车间卫生管理、人员和物流进出车间生产区的要求。

2. 了解车间布局及其要求。

3. 了解常用的设备构造、性能、使用方法和注意事项。

二、实训条件

实训场地：车间。

三、实训指导

同任务一　参观中药厂实训指导。

四、实训内容

1. 听取车间负责人介绍车间的基本概况、布局设计。

2. 了解车间的主要工作内容、操作规程及设备器材等情况。

3. 重点学习车间布局。

五、实训思考

1. 车间管理制度的主要内容。

2. 绘制车间布局图。

任务三　认识车间各设备的用途

一、实训目的

1. 熟悉各种中药前处理、制剂设备的使用方法及使用时的注意事项。

2. 掌握中药制剂设备的技术要求、操作时的注意事项。

二、实训条件

实训场地：实训车间或药厂。
实验设备：中药制剂设备。

三、实训内容

1. 学习并掌握中药前处理的种类。
2. 学习并掌握中药制剂设备的种类。
3. 学会某种中药制剂设备的结构、技术要求、操作时的注意事项。

实训三 查阅国家药品标准

任务一 学习查阅《中国药典》

一、实训目的

1. 学会查阅《中华人民共和国药典》（以下简称《中国药典》）的方法。
2. 熟悉《中国药典》的相关内容和术语。

二、实训指导

1. 药典是一个国家的药品规格和标准法典，由国家组织编纂，政府颁布施行，具有_____约束力。药典中收载的品种是：医疗必需、临床常用、疗效确切、副作用小、质量较稳定的常用药物及其制剂。每个品种项下规定了相应的质量标准、制备要求、鉴别、杂质检查、含量测定等作为药品生产、检验、供应和使用的依据与准绳。

2. 新中国成立后，《中国药典》已颁布过_____、_____、_____、_____、_____、_____、_____、_____、_____、_____年_____个版本。我国现行版药典是_____年版。《中国药典》最新版分四部，共收载_____种，其中新增_____种。一部收载_____等种；二部收载_____等种；三部收载_____；四部收载_____。

3. 《中国药典》由_____，_____，_____，_____等主要部分组成。_____是使用药典的总说明，包括药典中各种术语的含义，及其在使用时的有关规定。_____是药典的主要内容，每个药品下列有品名、性状、鉴别、检查、含量测定、规格、贮藏和制剂等项。_____包括制剂通则和通用检测方法，载有试药、试液、试纸、缓冲液、指示剂与指示液、滴定液的配制等。_____设有中文索引、汉语拼音索引、拉丁名索引等。利用_____即可查阅所要查阅的内容。

三、实训器材

《中国药典》或内容复印页、记录本等。

四、实训内容

1. 首先确定所需查阅内容在《中国药典》几部，再确定是《中国药典》的哪部分，即凡例、正文、附录。

2. 根据《中国药典》中的"索引"确定页码。

3. 查出所需内容，在报告中记录结果。

五、实训记录

请按下列表中各项要求，从《中国药典》凡例、正文、附录中查阅所给出的内容，并记录查阅的结果，且写出所在的页码。

（一）单项练习

序号	查阅内容	药典页码	查阅结果
1	细粉的含义	部 页	
2	密封的含义	部 页	
3	未指明浓度的乙醇浓度	部 页	
4	九分散的贮藏方法	部 页	
5	炒决明子的饮片性状	部 页	
6	枳术丸的制备方法	部 页	
7	散剂的质量检查项目	部 页	
8	颗粒剂的外观性状要求	部 页	
9	0.1g 片剂重量差异限度	部 页	
10	可见异物检查方法	部 页	

（二）综合练习

某药厂新上马一个制剂品种——归脾丸，请你查阅药典写出该制剂的质量标准。

六、实验思考

1. 写出我们在制剂生产过程中需遵循的指导性文件。

2. 写出《中国药典》最新版一部收载的剂型。

3. 归纳总结各固体制剂的质量检查项目。

任务二　熟悉《中国药典》的基本内容

一、实训目的

1. 通过查阅《中国药典》2015 年版中一个项目和内容，熟悉《中国药典》的查阅和使用方法。

2. 了解《中国药典》的主要内容。

二、实训条件

1. 实训场地　图书馆、教室。

2. 实训材料　《中国药典》2015 年版，记录本等。

三、实训内容

1. 写出《中国药典》的组成 _____ 。
2. 从《中国药典》查阅以下各项内容，并详细记录各项内容的出处。

项目	内容	出处
溶解度		
筛号		
相对密度测定法		
重量差异限度检查		
三七鉴别		
六一散制备方法		
小儿感冒颗粒制备方法		

任务三　检索与整理一个剂型的相关资料

一、实训目的

1. 通过查阅《中国药典》2015 年版中关于蜜丸的项目和内容。
2. 熟悉《中国药典》的查阅和使用方法。

二、实训条件

1. 实训场地　图书馆、教室。
2. 实训材料　《中国药典》2015 年版，记录本等。

三、实训内容

1. 写出《中国药典》中丸剂的种类。
2. 举例介绍《中国药典》中蜜丸的相关资料，并介绍其中一种蜜丸的制备方法。

实训四　GMP 卫生管理

任务一　熟悉 GMP 要求

一、实训目的

1. 能正确进出不同级别的洁净区。
2. 能将物料正确送入不同洁净区。
3. 能正确进行洁净区的清洁消毒操作。

4. 能正确进行清场及填写清场记录。

二、实训条件

1. 洁净工作服、洗手液、手消毒液、清洁工具。
2. 实训场地：中药制剂实验室。

三、实训指导

（一）人员进入生产区

生产区按生产工艺质量和要求划分为一般生产区、控制区和洁净区，三者之间要有缓冲区域连接，从一般生产区到控制区的人员须更衣经缓冲室进入，到洁净区的人员须经淋浴、风淋等净化程序才能进入。人员进入生产区的净化程序分为两种情况：非无菌产品、最终灭菌产品生产区人员净化程序和非最终灭菌产品生产区人员净化程序。

（二）物料进入生产区

物料是指原料、辅料、包装材料等，与产品生产有关。包括中药材（饮片）、原料（生物、化学）、药用辅料（赋形剂、附加剂）、工艺用水、包装材料等。

进入生产区的物料必须通过 QA/QC 的检验符合药品标准、包装材料标准、生物制品规程或食品卫生等质量标准，符合 GMP 对物料的管理后，进入一般生产区。从一般生产区进入洁净区程序也分为两种情况：非无菌产品、最终灭菌产品生产区物料净化程序和非最终灭菌产品生产区物料净化程序。

（三）洁净区水池、地漏的清洁消毒操作

1. 清洗部位

地漏包括盖板、液封槽、液封盖等；水池包括内外壁、下水口、水龙头。

2. 清洁剂

饮用水、纯化水、洗洁精。

3. 消毒剂

0.1%苯扎溴铵、1%甲酚皂，2%戊二醛溶液，每个月轮换使用。

4. 清洁工具

毛刷、抹布、水桶。

5. 清洁消毒方法

（1）洁净区水池的清洁消毒

① 以毛刷蘸洗洁精将水池内外壁、下水口、水龙头刷洗干净。

② 水池外壁、水龙头用清洁抹布反复擦拭多次，将洗洁精擦拭干净；内壁用饮用水反复多次，将洗洁精冲洗干净。

③ 再用清洁抹布蘸纯化水将水池外壁、水龙头擦拭至少两遍，用纯化水将内壁、下水口冲洗两遍，再用清洁抹布把水池揩干。

④ 最后用清洁抹布蘸消毒剂将水池内外壁、水龙头擦拭两遍。

（2）洁净区地漏的清洁消毒

① 以毛刷蘸洗洁精将地漏内壁、下水口刷洗干净。

② 用饮用水反复多次将洗洁精冲洗干净，再用纯化水将地漏冲洗两遍。

③ 再将地漏液封槽内的水擦干，然后将配制好的消毒剂倒入地漏液封槽内，并将地漏盖板。

④ 液封盖用消毒液擦拭消毒,地漏液封槽须灌满消毒液。

6. 清洁效果评价

水池、地漏内应无异味,目测确认表面应清洁,无可见异物或污迹,地漏内应保持液封状态。

(四) 洁净区厂房的清洁消毒规程

1. 每天生产结束后,对每个岗位进行清场,对厂房设施进行清洁。

2. 厂房内地面、墙壁、顶棚、门窗、地漏等清洁方法、清洁工具及清洁剂、消毒剂见表 1-1。

表 1-1 洁净区厂房的清洁方法及工具

清洁对象	清洁方法	清洁用工具、介质
地面	地面粉尘较大时用真空吸尘	吸尘器
	湿拖	抹布加清洁剂($2\%\sim3\%Na_2CO_3$)或消毒剂(75%酒精、0.1%苯扎溴铵)
	擦洗	清洁抹布
墙、顶棚、内窗	擦洗	塑料刮水器加清洁剂($2\%\sim3\%Na_2CO_3$)或消毒剂(75%酒精、0.1%苯扎溴铵)
洗手盆、洗涤槽	擦洗	抹布加消毒剂(75%酒精、0.1%苯扎溴铵)
地漏	灌消毒剂	75%酒精或0.1%苯扎溴铵
照明灯头、回风口、管线	擦洗	抹布

3. 清洁区域及清洁频率

相关内容见表 1-2。

表 1-2 清洁区域及清洁频率

卫生级	区域	清洁频率	清洁对象
洁净区	备料间、称量配料间、制粒间、铝包间、中间站等生产性房间	1次/日	清除废物贮器 门窗、地面、地漏 设备、工作台面 墙面污渍
		1次/周	顶棚、墙面、灯具 回风口、管线、吸尘罩
		1次/月	房间全面清洁、消毒(臭氧)
	器具清洗存放间、卫生工具洗存间、化验室	1次/日	洗手盆、台面、清洗槽 工作台、架、地面、地漏、门窗、墙面污渍
		1次/周	顶棚、墙面、灯具 回风口、管线
		1次/月	房间全面清洁、消毒(臭氧)
	更衣室、人员缓冲间、洁净走廊	1次/日	门窗、地面、墙面污渍 手消毒器加满消毒液
		1次/周	墙面、顶棚、灯具 回风口、穿衣镜、衣柜
		1次/月	房间全面清洁、消毒(臭氧)
	更衣室、洗涤室、办公室、物料走廊、机修空调室	1次/日	地面、洗手槽、工作台、架

4. 所用消毒剂每周轮换一次。

5. 臭氧消毒可根据室内菌检情况决定消毒周期。

6. 每个区域清洁结束，及时填写清洁记录，经质检员检查合格后，挂上清洁合格证。

四、实训内容

1. 人员按要求进出洁净区。

2. 物料按要求进出洁净区。

3. 洁净区水池、地漏的清洁消毒操作。

4. 洁净区厂房的清洁消毒操作。

任务二　阅读整理 GMP 文件中卫生管理的相关内容

一、实训目的

能明确 GMP 文件中卫生管理的相关内容。

二、实训条件

实训场地：实训室或教室。

实训材料：GMP 相关文件。

三、实训内容

1. 查找 GMP 全套文件目录。

2. 找出上述目录中与卫生管理内容相关的管理制度、标准操作规程及管理记录，将具体文件名称填写于下表。

类型	具体文件名称
管理制度	
标准操作规程	
管理记录	

3. 按名称查找出相关文件的具体内容，总结归纳洁净区各清洁对象清洁消毒的方法、标准、频次。

卫生级别	清洁对象	清洁消毒方法	清洁工具及介质	清洁标准	清洁频率
洁净区	地面				
	墙、顶棚				
	内窗				
	洗手盆、洗涤槽				
	地漏				
	照明灯头、回风口、管线				
	玻璃仪器				
	设备				
	工作台等				

4. 绘制人员及物料进出洁净区的流程图
(1) 人员进出非无菌洁净区的程序。
(2) 人员进出无菌洁净区的程序。
(3) 物料进入非无菌洁净区的程序。
(4) 物料进入无菌洁净区的程序。

任务三　GMP 清场

一、实训目的

能按照 GMP 要求进行清场。

二、实训条件

实训场地：实训室。

实训材料：GMP 相关文件。

三、实训内容

1. 消毒剂配制的实训：75％乙醇的配制。

消毒剂配制使用记录

消毒剂名称	配制/ml					使用			
	日期	消毒剂用量	水量	总量	配制人	用途	用量	日期	领用人

2. 洁净区厂房及水池、地漏的清洁消毒操作：按相关 SOP 进行操作，并填写相关记录。

水池、地漏清洁消毒记录

日期	位置编号	清洁剂			消毒剂			操作者
		名称	浓度	用量	名称	浓度	用量	

洁净区清洁记录

房间名称：　　　　　　　　　　　　　　　　　　　　　　　　　　　　　年　　月

项目频次 / 日期	设备台面	工作台面	地面	墙壁	门窗	货架	推车	工作椅	工作柜	天花板	清洁人	复核人	QA 现场检查员
	日	日	日	周	周	周	周	周	周	月			

备注：清洁√　　消毒△（消毒剂为 0.2％苯扎溴铵溶液和 75％酒精，每月轮换使用），未做打 "—"

3. 清场实训：按洁净区标准进行清场，并填写清场记录。

清场记录

批信息	岗位：　　　　品名：　　　　批号：　　　　日期：			
清场类型	□首次生产清场　□更换品种清场　□同品种更换批次清场　□继续生产清场			
清理	□1. 物料 □所有物料按品种、批次计数称量并贴"封口签"封口退库,中间产品转交至下道工序 □所有物料及中间产品按批次计数称量后转至物料暂存间 □2. 记录、文件和状态标识 □生产记录与文件清理后,一并上交至工艺员 □操作间门外、设备、容器具上的"操作标识""完好运行""清洁"已撤除 □3. 包装物 □更换品种、规格时,包材全部退库 □所有已加印本批产品批号的包装材料全部清除			
设备的清洁	□1. 水浴锅□2. 真空泵□3. 电磁炉□4. ＿＿＿＿＿＿□5. ＿＿＿＿＿＿ □用饮用水、专用抹布擦洗设备各表面至清洁,设备见本色,无物料遗留物 □更换品种应及时把设备内部用消毒液清洗干净待用			
容器具的清洁	□1. 配料桶□2. 铲子□3. 盆□4. 勺子□5. 撮子□6. 过滤网□7. 塑料袋□8. ＿＿＿＿＿ 整齐、干净、见本色、无异物、脱落物、物料遗留物、消毒液残留物			
生产环境清洁	□1. 地面、门窗、墙面、天棚 用饮用水擦洗地面、门窗、墙面、天棚至地面无积水、无杂物、无浮尘、墙面顶棚无霉斑、无渗漏、无浮尘 □2. 送、回、排风 用饮用水、专用抹布擦洗送风口、回风口、排风口至清洁无异物 □3. 工艺管线 用饮用水、专用抹布擦拭表面至表面无污迹、无异物、无粉尘 □4. 工作台、工作凳 用饮用水、专用抹布擦洗工作台、工作凳至表面无污迹、无异物、无粉尘 □5. 衡器 □天平　□台秤　□案秤 将天平、台秤、案秤调整至休止状态。用毛刷扫净表面的粉尘,再用专用抹布将表面擦净 □6. 地漏 用饮用水冲洗数遍至洁净无异物、无异味;地漏清洁后,往地漏液封槽内加满消毒液 □7. 水池 清除水池中的异物,放入垃圾专用袋中。用饮用水、清洁球清洗池壁四周至无异物,无异味 □8. 清洁工具 □拖布　□抹布　□撮子　□扫帚　□垃圾桶 □清洁区:用饮用水清洗干净后,用消毒剂浸泡5分钟,按定置要求放置清洁工具间自然晾干 □一般区:用饮用水清洗干净后,存于一般生产区清洁工具间自然晾干			
清场负责人：　　　　　　　　　　　　　　检查人：				

清场合格证（正本）		
工序：	品种：	批号：
清场者：	清场日期：	
组长：	检查日期：	
QA：	检查日期：	
有效期至　　年　月　日		

清场合格证（副本）		
工序：	品种：	批号：
清场者：	清场日期：	
组长：	检查日期：	
QA：	检查日期：	
有效期至　　年　月　日		

模块二　中药前处理实验实训

实验实训一　粉碎

任务一　手工粉碎中药饮片

一、实验目的

1. 掌握常用的手工粉碎设备的构造、性能、使用方法和注意事项。
2. 能手工或机器粉碎药材。

二、实验条件

实验场地：实验室。

三、实验指导

1. 乳钵

常见的有瓷制、玻璃制、金属制及玛瑙制等。瓷制乳钵内壁有一定的粗糙面，以加强研磨的效能，但易镶入药物而不易清洗，不宜用于粉碎小量的药物。对于毒药或贵重药物的研磨与混合宜采用玻璃制乳钵。用乳钵进行粉碎时，每次所加药料的量一般不超过乳钵容积四分之一为宜，研磨时，杵棒以乳钵的中心为起点，按螺旋方式逐渐向外围旋转移动扩至四壁，然后再逐渐返回中心，如此往复能提高研磨效率。

2. 铁研船

一种以研磨为主兼有切割作用的粉碎工具。铁研船由一船槽与一具有中心轴柄的碾轮两部分所组成。粉碎药物时，由于手工操作（即脚蹬）效率低，并费力，可装配成电动研船，适宜粉碎质地松脆，不易吸湿且不与铁起作用的药物。

四、实验内容

1. 使用乳钵研磨药粉。
2. 使用铁研船粉碎切割中药饮片。

任务二　机器粉碎中药饮片

一、实训目的

1. 掌握中药饮片粉碎的常用方法，各种方法的适用范围。

2. 掌握中药饮片粉碎的常用机械，各种机械的主要结构、操作技术、操作时的注意事项。

二、实训条件

实训场地：实训车间。

实训设备：粉碎设备。

三、实训指导

粉碎设备按粉碎作用力分类有：研磨力、撞击力、截切力、挤压力等；按产品粒度进行分类有：粗碎设备（粒径数百微米至数毫米）、中碎设备（粒径数百微米）、细碎设备（粒径数十微米至数百微米）、超细碎设备（粒径几微米）；按设备构造分类有：研磨式粉碎设备、机械式粉碎设备、气流式粉碎设备、低温式粉碎设备。

（一）研磨式粉碎设备

研磨式粉碎设备是通过研磨体、球等磨介的运动对药物进行研磨，得到超细或粉浆的机器。常用的有：

1. 球磨机

球磨机系不锈钢或陶瓷制成的圆筒形球罐，内装有一定数量和大小的钢球或瓷球，球罐的轴固定在轴承上。当球罐转动时，物料受筒内起落圆球的撞击作用、圆球与筒壁以及球与球之间的研磨作用而被粉碎。球磨机结构简单，密闭操作，粉尘少，不但可以间歇操作，也可以连续操作，常用于毒剧药物、刺激性药物、贵重药物或吸湿性药物的粉碎。如连续式球磨机罐体内设置多个侧壁有孔眼格子板的粉碎室，室中放置的球在进料端最大，依次渐小，物料由左端空心轴给料器连续加入罐体，并随着罐体的转动逐渐向右方移动，依次通过各室的格子板，最后在右侧的出料端可获得粉碎品。

球磨机的粉碎效率与球罐的转速有关。球磨机要求有适当的转速，使圆球达到一定高度并在重力和惯性的作用下呈抛物线落下，此时可产生最大的撞击和研磨作用，粉碎效果最好。如果转速太慢，圆球不能达到一定高度即沿筒内壁滑动，此时主要发生研磨作用，效率较差。如果转速太快，形成的离心力超过了圆球的重力，使球紧贴于罐壁旋转而不落下，失去粉碎作用，则不能粉碎药物。

2. 微粉机

微粉机是第三代振动磨，是利用研磨介质（球形、柱形或棒形）在振动磨筒体内做高频振动产生冲击、摩擦、剪切等作用，将物料磨细的一种粉碎设备。

微粉机特点：①粉碎率高，几乎无损耗；②与物料接触的部位均为抛光不锈钢，其材质为国际医药机械通用材质；易拆卸（组装）、易清洗、易换料；可用水、压缩空气、乙醇、蒸汽等清洗消毒；粉碎过程全密闭，无粉尘溢出，充分改善作业环境；采用复合（透明）隔声罩，设备噪音大大降低；③粉碎能力强：对于任何纤维状、高韧性、高硬度或有一定含水率的物料均适用；对花粉及其他孢子植物等要求打破细胞壁的物料，其破壁率高于95%；适用于中心粒径为150～200目（$5\mu m$）的粉碎要求，使用特殊工艺时，可达$0.3\mu m$；同时适用干法和湿法粉碎；由于封闭式结构，对特殊物料可进行惰性气体保护粉碎；④粉碎温度易调节：磨筒外壁的夹套通入冷却水，通过调节冷却水的温度和流量可控制粉碎温度；如需低温粉碎可通入特殊冷却液。

3. 胶体磨

胶体磨的主要构造为带斜槽的锥形转子和定子组成的磨碎面，转子和定子表面加工成沟槽型，转子与定子间的间隙在液体进口处较大，在出口处较小。转子和定子的狭小缝隙可根据标尺调节，当液体在狭缝中通过时，受到沟槽及狭缝间隙改变的作用，流动方向发生急剧变化，物料受到很大的剪切力、摩擦力、离心力和高频振动等，狭缝调节得越小，通过磨面后的粒子就越细微。

操作时原料从贮料筒流入磨碎面，经磨碎后由出口管流出，在出口管上方有一控制阀，如一次磨碎的粒子胶体化程度不够时，可将阀关闭使胶体溶液经管回入贮液筒，再反复研磨可得 1100nm 直径的微粒。胶体磨常用于制备乳浊液、混悬液、胶体溶液。

4. 乳钵研磨机

乳钵研磨机主要由研钵和研磨头组成。粉碎原理是研磨头在研钵内沿着底壁做一种既有公转（100r/min）又有自转（240r/min）的有规律研磨运动，将物料粉碎。操作时将物料置研钵中，将研钵上升至研磨头接近钵底，调整位置后就可进行研磨操作。研磨可采用干磨法（干法）或水磨法（湿法）操作，适宜于少量物料的细碎或超细碎以及散剂的套色、混合等。

（二）机械式粉碎设备

机械式粉碎设备是以机械方式（如齿式、锤式、刀式、涡轮式等）为主对药物进行粉碎，常用的有：

1. 万能粉碎机（柴田式粉碎机）

在各类粉碎机中本机的粉碎能力最大，是中药厂中普遍应用的粉碎机。其适用于粉碎含黏软、油润、纤维性及坚硬等类药物的粉碎。其主要构造由"机壳"和装在动力轴上的甩盘、挡板及风扇等部件组成。

药料自加料口进入粉碎机，靠甩盘上的打板粉碎，经粉碎的药粉通过挡板，被风扇吹起自出粉口经输粉管吹入药粉沉降器，使粗、细粉分离。细粉由细粉出料器逸出至布袋收集，粗粉经回流管回到加料斗中重新粉碎。使用本机进行粉碎时，应控制温度在60℃以下。

2. 锤击式粉碎机

是由高速旋转的活动锤击件（钢锤）与固定圈间的相对运动，对药物进行粉碎的设备。其粉碎原理系利用高速旋转的锤头对物料的冲击力作用，使物料受到锤击、撞击、摩擦等而被粉碎。

锤击式粉碎机粉碎纤维性药材时，多选用圆孔形筛子。粉碎结晶物料时，宜选用"人"字形开孔筛子。锤击式粉碎机适用于粉碎大多数干燥物料，不适宜高硬度物料及黏性物料。

3. 涡轮式粉碎机

涡轮式粉碎机除可用于一般药物的粉碎外，还可用于纤维类物料和有机化合物的粉碎，因此是一种使用范围广泛的新型粉碎机。

4. 截切式粉碎机

（1）切片机　主要由切药刀、转盘、漏斗、电动机等组成，它能把药材的根、茎、块根等切成片、段、细条或碎块等饮片。

（2）截切机　此机主要用于全草类、叶类或韧性根的截切，其生产能力较大。

5. 滚压式粉碎机

滚压式粉碎机适用于挤压脆性物料、橡胶弹性物料，亦可滚压成网状薄片，对潮湿、有黏性以及富含纤维的药材不宜用。滚压式粉碎机主要用于粗粉碎。

6. 锉式粉碎机

锉式粉碎机亦称羚羊角粉碎机，系由升降丝杆、皮带轮、加料筒、齿轮锉、转向皮带轮等构成。操作时，将药料自加料筒装入并固定，皮带轮将齿轮锉安装上，关上机盖，开动电机。由于皮带轮及转向皮带轮的转动可使丝杆下降，借丝杆的逐渐推下，使被粉碎的药物与齿轮转面接触，当齿轮锉转动时，药物逐渐被锉下而粉碎，粉碎物料落入接收器中。主要用于羚羊角等的粉碎。粉碎的物料经过筛后，可得细粉，其余的角质屑片，可用铁研船研成细粉，合并使用。

7. 齿式粉碎机（万能磨粉机）

是一种应用较广泛的粉碎机。粉碎是以撞击作用为主，伴以撕裂和研磨的作用。主要结构由两个带有相对交错钢齿的圆盘及环状筛组成。两个钢齿盘分别为定子与转子，相互交错，高速旋转时药料被粉碎。

齿式粉碎机可制备各种粉碎度的粉末，并且粉碎与过筛操作可以同时进行。此机适宜于粉碎多种干燥的结晶性药物、非组织性的块状脆性药物以及干浸膏颗粒等，但由于高速转动，故粉碎过程中会发热，而不宜用于含有大量挥发性成分的药物和具有黏性的药物。

（三）气流式粉碎设备

气流式粉碎设备是通过粉碎室内的喷嘴，把压缩空气的气流束变成速度能量，使得药物之间产生强烈撞击、剪切达到粉碎目的的机器。主要的有：流能磨、振动磨、搅拌磨。

1. 流能磨（气流粉碎机）

流能磨在粉碎的过程中，被粉碎的物料温度不升高，因此，常用于抗生素、酶、低熔点或其他热敏感药物的粉碎。而且在粉碎的同时进行了分级。

本机无活动部件，似空心轮胎，高压气流以 170.6～2073.2kPa 的压力自底部喷嘴引入，此时高压气流在下部膨胀变为高速或超音速气流在机内高速循环，待粉碎的药物由加料斗经送料器进入机内，高速气流使药物在粉碎室内互相碰撞而被粉碎，并随气流上升到分级器，微粉由气流带入并进入收集袋中。粉碎室顶部的离心力使大而重的颗粒分层向下返回粉碎室。操作时要注意加料速度应一致，以免堵塞喷嘴。

2. 振动磨（振动球磨机）

其主要由筒体、激振器、支撑弹簧、研磨介质、驱动电机等组成。其槽形或管形筒体支撑于弹簧上，筒体中部有主轴，轴的两端有偏心块，主轴的轴承装在筒体上，并同电动机连接。

操作时，将药物和研磨介质装入筒体内，筒体高速旋转时，研磨介质在筒体内做高频振动、自转运动及旋转运动，使研磨介质之间、研磨介质与筒体内壁之间产生强烈的冲击、摩擦、剪切等作用，将药物磨细。

3. 搅拌磨

其是超微粉碎设备中能量利用率最高的一种粉碎设备，靠内部动件带动研磨介质运动来对物料进行粉碎。常用的设备有削棒粉碎机和卧式搅拌粉碎机。操作时一般为湿法粉碎，物料从一端进入研磨筒体，然后在研磨筒体的各截面受到研磨介质的研磨及剪切作用而被粉碎，悬浮状的研磨物料经研磨介质分离装置从另一端排出。

四、实训内容

1. 学习并掌握小型粉碎机、锤击式粉碎机、万能粉碎机、万能磨粉机、球磨机中一种的构造、操作技术，操作时的注意事项。
2. 学习并掌握上述各种设备的清洗方法。
3. 练习用上述一种设备粉碎并填写记录。

<table>
<tr><td>品名</td><td></td><td>规格</td><td colspan="2"></td><td>编号</td><td></td></tr>
<tr><td>批号</td><td></td><td>执行标准</td><td colspan="2">执行粉碎标准操作规程</td><td>生产日期</td><td></td></tr>
<tr><td rowspan="8">生产前准备</td><td rowspan="2">序号</td><td rowspan="2" colspan="3">项目</td><td colspan="2">准备情况</td></tr>
<tr><td>是</td><td>否</td></tr>
<tr><td>1</td><td colspan="3">帽罩住头发、前沿压眉毛；上衣拉链拉至脖子、袖口紧扎、衣服下摆紧扣无裸露；裤腰及裤脚紧扣、无裸露；鞋面及鞋底紧扣、洁净；手套与袖扣紧扎无裸露、洁净</td><td></td><td></td></tr>
<tr><td>2</td><td colspan="3">核查工作场所、设备、工具、容器清场标识</td><td></td><td></td></tr>
<tr><td>3</td><td colspan="3">取下已清洁标识牌、换设备运行状态标识牌</td><td></td><td></td></tr>
<tr><td>4</td><td colspan="3">检查接料袋清洁标识、绑扎接料袋于接料口并检查紧固程度</td><td></td><td></td></tr>
<tr><td>5</td><td colspan="3">检查螺栓、皮带轮的松紧度及防护罩的可靠性
检查电机旋转方向，正确启动粉碎机，电动乳钵
检查设备运行情况</td><td></td><td></td></tr>
<tr><td>6</td><td colspan="3">温度：　　湿度：　　压差：</td><td></td><td></td></tr>
<tr><td></td><td>操作人</td><td colspan="2"></td><td></td><td>复核人</td><td></td></tr>
<tr><td rowspan="5">原辅料粉碎</td><td colspan="2">原辅料名称</td><td>批号</td><td>检验单号</td><td>领用数</td><td>粉碎后粒度/目</td><td>粉碎后重量</td></tr>
<tr><td colspan="2"></td><td></td><td></td><td></td><td></td><td></td></tr>
<tr><td colspan="2"></td><td></td><td></td><td></td><td></td><td></td></tr>
<tr><td colspan="2"></td><td></td><td></td><td></td><td></td><td></td></tr>
<tr><td colspan="2">操作人</td><td colspan="2"></td><td colspan="2">复核人</td><td></td></tr>
<tr><td rowspan="2">物料平衡</td><td colspan="7">收得率计算公式为：$收得率 = \dfrac{处理后数量}{领料数量} \times 100\% =$</td></tr>
<tr><td colspan="3">收得率范围：97%～100%</td><td colspan="2">结论：</td><td>检查人</td><td></td></tr>
<tr><td rowspan="7">清场记录</td><td colspan="3" rowspan="2">清场项目</td><td colspan="2">检查情况</td><td rowspan="2">清场工序</td><td rowspan="2"></td></tr>
<tr><td>已查</td><td>未查</td></tr>
<tr><td colspan="3">1.关闭电源开关</td><td></td><td></td><td>清场前品名</td><td></td></tr>
<tr><td colspan="3">2.拆开机械设备，并擦掉表面粉尘</td><td></td><td></td><td>清场前批号</td><td></td></tr>
<tr><td colspan="3">3.依次用饮用水、纯净水清洗后，用消毒剂消毒</td><td></td><td></td><td>清场日期</td><td></td></tr>
<tr><td colspan="3">4.挂已清洁状态标识牌，清洗人员签名、填写清洗日期</td><td></td><td></td><td>清场人</td><td></td></tr>
<tr><td colspan="3">5.设备表面光亮、无污点、微生物抽检合格</td><td></td><td></td><td>工艺员</td><td></td></tr>
<tr><td colspan="3">其他项目</td><td></td><td></td><td>质检员</td><td></td></tr>
</table>

实验实训二　过筛

任务一　药典筛过筛中药粉末

一、实验目的

1. 掌握常用的药典筛的性能、使用方法和注意事项。
2. 熟悉粉末分等。
3. 能正确使用药典筛过筛粉末。

二、实验条件

实验场地：实验室。
实验用具：药典筛。

三、实验指导

（一）药典筛选用国家标准的 R40/3 系列分等

筛号	筛孔内径（平均值）	目号
一号筛	$2000\mu m \pm 70\mu m$	10 目
二号筛	$850\mu m \pm 29\mu m$	24 目
三号筛	$355\mu m \pm 13\mu m$	50 目
四号筛	$250\mu m \pm 9.9\mu m$	65 目
五号筛	$180\mu m \pm 7.6\mu m$	80 目
六号筛	$150\mu m \pm 6.6\mu m$	100 目
七号筛	$125\mu m \pm 5.8\mu m$	120 目
八号筛	$90\mu m \pm 4.6\mu m$	150 目
九号筛	$75\mu m \pm 4.1\mu m$	200 目

（二）粉末分等

最粗粉	指能全部通过一号筛，但混有能通过三号筛不超过 20% 的粉末
粗粉	指能全部通过二号筛，但混有能通过四号筛不超过 40% 的粉末
中粉	指能全部通过四号筛，但混有能通过五号筛不超过 60% 的粉末
细粉	指能全部通过五号筛，并含能通过六号筛不少于 95% 的粉末
最细粉	指能全部通过六号筛，并含能通过七号筛不少于 95% 的粉末
极细粉	指能全部通过八号筛，并含能通过九号筛不少于 95% 的粉末

四、实验内容

1. 使用药典筛过筛药粉并作记录。
2. 写出药典筛的分等。
3. 写出粉末的分等。

实验实训二　过筛　**19**

任务二　机器过筛中药粉末

一、实训目的

1. 掌握中药粉末过筛的常用方法，各种方法的适用范围。

2. 掌握中药粉末过筛的常用设备，各种设备的主要结构、操作技术、操作时的注意事项。

二、实训条件

实训场地：实训车间。

实训设备：过筛设备。

三、实训指导

过筛设备种类很多，应根据对粉末粗细的要求、粉末的性质和数量来适当选用。在药厂成批生产中，当前多用粉碎、筛粉、空气离析、集尘联动装置，以提高粉碎与过筛效率，保证产品质量。在小批量生产及科学试验中亦常用手摇筛、振动筛粉机、悬挂式偏重筛粉机以及电磁簸动筛粉机。

1. 手摇筛

系由不锈钢丝、铜丝、尼龙丝等编织的筛网，固定在圆形或长方形的竹圈或金属圈上。按照筛号大小依次重叠成套，最底层为接收体，最上层为筛盖，从上至下筛号由粗号到细号。此筛多用于小量生产，亦适用于毒性、刺激性或质轻的药粉过筛，避免轻尘飞扬。

2. 振动筛粉机（又称筛箱）

振动筛粉机为一长方形筛子安装于振动筛粉机的木箱内，又称筛箱。振动筛粉机是利用偏心轮对连杆所产生的往复振动而筛选粉末的装置。振动筛往复振动的幅度较大，故适合于无黏性的植物药或化学药物、毒性药、刺激性药物及易风化或易潮解的药物粉末过筛。

目前中药厂较多使用的筛粉机系由筛网固定于金属架上而成的四片弧形筛，合在一起成为圆筒状筛，筒内装有毛刷，需过筛的药粉由加料斗加入，进到滚动的圆筒内，借转动及毛刷搅拌作用，使药粉通过筛网，分别收集细粉与粗粉即得。

3. 悬挂式偏重筛粉机

悬挂式偏重筛粉机系由偏重轮、主轴、筛子、接收器、电机等组成。筛粉机悬挂于弓形铁架上，系利用偏重轮转动时不平衡惯性而产生振动。此种筛结构简单，造价低，占地小，效率高。适用于矿物药、化学药品和无显著黏性药料的过筛。

4. 电磁簸动筛粉机

电磁簸动筛粉机是由电磁铁、筛网架、弹簧接触器等组成。簸动筛具有较强的振荡性能，过筛效率较振动筛高，故适用于黏性较强的药粉如含油、含树脂的药粉过筛。

四、实训记录

使用＿＿＿＿＿＿＿＿机器过筛中药粉末并填写记录。

品名			规格			编号	
批号			执行标准		执行过筛标准操作规程	生产日期	

	序号	项目	准备情况	
			是	否
生产前准备	1	帽罩住头发、前沿压眉毛;上衣拉链拉至脖子、袖口紧扎、衣服下摆紧扣无裸露;裤腰及裤脚紧扣、无裸露;鞋面及鞋底紧扣、洁净;手套与袖扣紧扎无裸露、洁净		
	2	核查工作场所、设备、工具、容器清场标识		
	3	取下已清洁标识牌,换设备运行状态标识牌		
	4	正确启动过筛机,检查设备运行情况		
	5	检查待筛析粉料,筛粉过程不起粉尘		
	6	温度: 湿度: 压差:		
	操作人		复核人	

	原辅料名称	批号	检验单号	领用数	过筛后粒度/目	粉碎后重量
原辅料过筛						
	操作人			复核人		

物料平衡	收得率计算公式为:收得率$=\dfrac{\text{处理后数量}}{\text{领料数量}}\times100\%=$			
	收得率范围:97%~100%	结论:	检查人	

	清场项目	检查情况		清场工序	
		已查	未查		
清场记录	1.关闭电源开关			清场前品名	
	2.拆开机械设备,并擦掉表面粉尘			清场前批号	
	3.依次用饮用水、纯净水清洗后,用消毒剂消毒			清场日期	
	4.挂已清洁状态标识牌,清洗人员签名、填写清洗日期			清场人	
	5.设备表面光亮、无污点,微生物抽检合格			工艺员	
	其他项目			质检员	

实验实训三　混合

任务一　手工混合中药粉末

一、实验目的

1. 掌握混合的原则、常用方法。

2. 能正确使用搅拌棒搅拌、乳钵研磨、药典筛过筛混合粉末。

二、实验条件

实验场地：实验室。

三、实验指导

（一）搅拌混合

将待混合物料置于适宜容器中，通过搅拌使其均匀混合的方法。混合配置少量药物时可直接用搅拌棒反复翻动。

（二）研磨混合

药物置适宜容器中研磨至混合均匀的方法，少量药物研磨混合可用乳钵。

（三）过筛混合

先将物料初步混合后，再选择适宜的药典筛反复过筛。

四、实验内容

1. 使用搅拌棒或药刀反复翻动混合中药粉末。
2. 使用乳钵研磨混合中药粉末。
3. 使用药典筛过筛使药粉混合。

任务二 机器混合中药粉末

一、实训目的

1. 掌握中药粉末混合的常用方法，各种方法的适用范围。
2. 掌握中药粉末混合的常用机械，各种机械的主要结构、操作技术、操作时的注意事项。

二、实训条件

实训场地：实训车间。
实训设备：混合设备。

三、实训指导

1. 槽形混合机

由混合槽、搅拌桨、蜗轮减速器、电机及机座等部分构成。混合槽内轴上装有与旋转方向成一定角度的搅拌桨，搅拌桨叶具有一定的曲线形状，可将物料由外向中心集中，又将中心的物料推向两端，起到均匀混合槽内物料的作用。槽可以绕水平轴转动，以便在需要时自槽内卸出物料。槽形混合机除用以混合粉料外，亦常用于片剂的颗粒、丸块以及软膏等团块的捏合和混合。

槽型混合机的特点：搅拌效率较低，混合时间较长；搅拌轴两端的密封件容易漏粉，影响产品质量和成品率；操作简便，易于维修，对一般产品均匀度要求不高的药物混合较为实用。

2. 混合筒

有圆型、立方型、双圆锥型、V字型等。一般装在水平轴上，并有支架支撑以便由转动装置带动绕轴旋转。转速可根据混合目的、药物种类、筒的形状与大小而决定。转速过大，由于离心力的作用，使粉末紧贴筒壁而导致混合效率低；速度过慢，不能产生所需的强烈翻转作用及应有切变速度，仍然混合效果不好。上述混合筒以V型者效率最高，在旋转混合时，药物被分成两部分，然后再使两部分药物混合在一起，集中在底部，如此反复循环，在较短时间内经多次分开、掺合而达到混合均匀，所以应用广泛。

3. 双螺旋锥形混合机

主要由锥体、螺旋杆、转臂、传动部分等组成。双螺旋锥形混合机可适用于干燥的、润湿的、黏性的固体药物粉末混合；装载系数高，可达60%～70%；传动效率高，动力消耗小；可密闭操作，改善环境；从底部卸料，减轻了劳动强度；进料口固定；便于安排工艺流程。

4. 三维运动混合机

由混合容器和机身组成。混合容器为两端呈锥形的圆桶，由两个可以旋转的万向节支撑于机身上。当万向节旋转时，带动混合桶做三维空间多方向摆动和转动，使桶中物料交叉流动与扩散，混合中无死角，混合均匀度高。三维运动混合机有多种规格，占地面积小，上料、出料方便，可实行自动化，适用于干燥粉末与颗粒的混合。

四、实训记录

使用机器混合中药粉末并填写记录。

品名			规格		编号	
批号			执行标准	执行混合标准操作规程	生产日期	
生产前准备	序号		项目		准备情况	
					是	否
	1		帽罩住头发、前沿压眉毛；上衣拉链拉至脖子、袖口紧扎、衣服下摆紧扎无裸露；裤腰及裤脚紧扣、无裸露；鞋面及鞋底紧扣、洁净手套与袖扣紧扎无裸露、洁净			
	2		核查工作场所、设备、工具、容器清场标识			
	3		取下已清洁标识牌、换设备运行状态标识牌			
	4		检查混合机的运行速率，检查电机旋转方向，设备试运行1分钟			
	5		温度：　　　湿度：　　　压差：			
	操作人			复核人		
原辅料过筛		原辅料名称	批号	检验单号	领用数	混合后粒度/目	混合后重量
	操作人			复核人		
物料平衡		收得率计算公式为：收得率$=\dfrac{处理后数量}{领料数量}\times100\%=$				
		收得率范围：97%～100%		结论：	检查人	

清场项目	检查情况		清场工序	
	已查	未查		
清场记录 1.关闭电源开关			清场前品名	
2.拆开机械设备,并擦掉表面粉尘			清场前批号	
3.依次用饮用水、纯净水清洗后,用消毒剂消毒			清场日期	
4.挂已清洁状态标识牌,清洗人员签名,填写清洗日期			清场人	
5.设备表面光亮、无污点,微生物抽检合格			工艺员	
其他项目			质检员	

实验四　提取、分离纯化、浓缩干燥

一、实验目的

1. 掌握煎煮法提取的操作。
2. 熟悉渗漉法提取的基本操作。
3. 掌握水提醇沉分离纯化的操作。
4. 掌握浓缩干燥的操作。

二、实验设备及材料

1. 实验设备：_____
2. 实验材料：_____

三、实验内容

(一) 益母草煎膏剂

【提取分离浓缩】取益母草加水煎煮两次,第一煎沸后1h,第二煎沸后30min,用纱布过滤,挤压残渣,滤液合并,浓缩,不断捞去泡沫,浓缩成清膏〔比重为 1.21～1.25,80～85℃(热测),通常浓缩至1∶1(ml∶g)〕即得。

(二) 沙桑桔贝浸膏

【提取分离浓缩】桑白皮 11.6g、桔梗 17.4g、沙参 2g、贝母 7.8g,70%乙醇适量(300ml)。用 70%乙醇 300ml 渗漉,收集初漉液 33ml,收集续滤液;续滤液回收乙醇,浓缩至5.8ml。合并初滤液和浓缩后的续滤液,即得。

(三) 橙皮酊

【提取分离纯化】取橙皮粗粒,置磨口广口瓶中,加入 60%乙醇 100ml,密闭浸渍24h以上,以脱脂棉过滤,挤压残渣过滤,即得。

(四) 养阴清肺糖浆

【提取分离纯化浓缩】地黄、玄参、麦冬、甘草水煮两次,合并水煎液,浓缩至适量,牡丹皮、川贝母、白芍用60％乙醇提取；将上述水煮浓缩液与乙醇提取液合并混匀，静置，吸取上清液备用。沉淀用适量70％乙醇转溶。充分混匀，静置，吸取上清液，沉淀用同法再溶解一次，滤除沉淀，合并两次溶液，回收乙醇，浓缩至适量，将上述备用液与浓缩液合并，即得。

（五）生脉饮

【提取纯化浓缩】取党参、麦冬、五味子，60％乙醇蒸发法浓缩至100ml，加等量的95％乙醇醇沉，蒸馏法浓缩至无醇味时加等量水进行水沉，配液分装，灭菌，待用。

四、实验记录

记录提取、分离纯化、浓缩干燥流程。

实训五　提取、分离纯化、浓缩干燥

任务一　提取

一、实训目的

1. 掌握常用的提取设备的构造、操作技术、使用时的注意事项。
2. 掌握不同设备的适用范围。
3. 具有正确执行浸提岗位标准操作的能力。
4. 会正确使用敞口倾斜式夹层锅、多功能提取罐提取药材中的有效成分。
5. 会使用多功能提取罐提取药材的挥发油及水溶性有效成分。
6. 会对浸提机械进行清洁、消毒、维护、保养。
7. 能独立进行各种生产文件的记录和汇总。

二、实训条件

实训场地：实训车间或实习工厂。

实训设备：提取设备。

三、实训指导

常用提取方法与设备：浸提方法不同可使浸出效果和药效有所差异，目前大量的新工艺、新技术、新设备越来越多地应用于中药的浸出过程，中药提取工艺流程及生产区域划分。

1. 煎煮法

煎煮法系将药材加水煎煮取汁，浸出溶剂通常用水，故也称"水煮法"或"水提法"。适用于有效成分能溶于水，且对湿、热稳定的药材。但采用煎煮法时，浸出的成分比较复杂，除有效成分外，部分脂溶性物质及其他杂质往往也浸出较多，对后道工序精制不利，此外含淀粉、黏液质、糖等成分较多的原料，加水煎煮后，其浸出液比较黏稠，过滤常较困难。

（1）操作方法　取规定的药材，按要求加工粉碎，置适宜的煎器中，加水浸没药材，浸泡适宜时间后，加热至沸，保持微沸浸出一定时间，分离煎出液，药渣依法煎煮数次，至煎液味淡薄为止，收集各次煎出液，低温浓缩至规定浓度，再制成规定的制剂。

（2）常用设备　目前工业化生产中煎煮器械均采用与药材接触部位为不锈钢的金属器械，最常采用的设备为多功能中药提取罐。

多功能中药提取罐属于压力容器，整个操作过程是在密闭的可循环系统内完成，可进行常压或加压提取。为提高效率，在提取过程中可以用泵对药液进行强制性循环（但对黏性大的药液不适用），将药液从罐底部排液口排出，经管道重新流回罐体。

多功能中药提取罐有直锥形与斜锥形两种形式，可作多种用途，如水提、醇提、热回流提取、循环提取、水蒸气蒸馏提取挥发油等。多功能中药提取罐内部与药物接触部分采用3042B不锈钢，夹层可采用3042B不锈钢或普通碳钢，出渣门可以借助液压或压缩空气启闭，药渣可借机械力或压力自动排出，设备带夹层可以通蒸汽加热或通水冷却。

直筒蘑菇式多功能提取罐采用上大下小的形状，上大保证沸腾缓冲空间大，不易跑料；下小保证药液受热传热时间短。设备罐体装有底部加热层和中心加热鼓，中心加热鼓在药液中心加热，有效地利用了能源，提高加热速度，又起到支桥作用，便于出液，不易堵网。

2. 浸渍法

浸渍法是将原药材粗粉置于浸渍容器中，加入定量的溶剂，在常温或加热下通过浸泡一定时间进行提取的方法。浸渍操作方法为将已粉碎的药材置于浸渍容器中，加入规定量的溶剂，在常温下盖严进行浸渍。浸渍中可经常振摇或搅拌，放置24h或更长的时间。然后过滤，药渣再加入新溶剂，如此反复2～4次，最后用压榨器压榨药渣，将压榨液与浸渍液合并、粗滤即可。现代工业对浸渍设备与浸渍工艺进行了改进，如温浸工艺流程、循环浸渍工艺流程等。

3. 渗漉法

渗漉法是根据提取量与细胞内外浓度差成正比的关系，将原料湿润后放入特制的渗漉筒或渗漉罐内，从渗漉筒（或渗漉罐）上方连续通入新溶剂，使其通过罐内药材积层，发生固液传导作用，从而浸出有效成分，自罐体下部出口排出渗漉液。

渗漉法是将溶剂一份一份地连续加入形成了无限多的份，使细胞周围浓度较高的提取液，不断被新溶剂或低浓度提取液所代替，保持着细胞内外一定的浓度差。同时溶剂由上部向底部均匀地运动，渗透与扩散同时进行，每一层原料与溶剂或提取液都保持一定的浓度差，因此能大大提高提取速度与效果。

除普通渗漉法，还可根据实际条件、需要及药材的性质等，在普通渗漉法的基础上采用重渗漉、回流渗漉、加压渗漉和逆流渗漉等。

（1）普通渗漉法　渗漉需要的设备为一个呈圆柱形或圆锥形的渗漉筒，常用搪瓷、陶瓷、玻璃、不锈钢等材料制成。这些材料性质稳定，不与有效成分起化学反应。可根据不同的原料膨胀性选择不同形状的渗漉筒。如易膨胀的药粉，选用圆锥形较合适；不易膨胀的药粉，选用圆柱形较合适。

普通渗漉法操作方法为：

① 粉碎药材：将中药原料干燥后粉碎，粉碎度不宜太细，常为中等粒度，太细则易在渗漉中结成块，阻塞溶剂畅流，也影响渗漉效果。生产中中药饮片切片厚度通常为0.5mm。

② 湿润药材：药粉在装填渗漉筒之前，应该用渗漉溶剂将药粉完全湿润。湿润药粉的目的是使其充分膨胀，以防止药粉在渗漉筒中因加入溶剂而膨胀，造成阻塞。湿润溶剂用量与时间因原料质地而定，一般约需药材量的0.7～1倍量的湿润溶剂，时间1～4h。

③ 装填药材：装填药粉前，在渗漉筒底部铺一层棉花或多孔隔板，药粉投放到渗漉筒

的 2/3～3/4 处即可，各点药粉松紧度要一致，否则溶剂消耗量大。

④ 排气、浸泡药粉：浸泡药粉的目的是使溶剂充分地渗透到原料细胞内。操作时自渗滤筒的上部缓缓地加入溶剂，并同时打开筒底部的活塞，使筒内空气及时排出。待溶剂自下口流出时关闭活塞。流出的溶剂收集后再倒回渗滤筒内，并高出药面，加盖，浸泡 24～48h 即可。

⑤ 收集渗滤液：浸泡完毕后，打开渗滤筒下口，使渗滤液缓缓流出。渗滤液流出的速度，可根据原料量来决定，一般每 1000g 药粉控制在每分钟流出 1～3ml 或 3～5ml。若渗滤量很大，则可调整溶剂流速，使每小时收集渗滤筒使用容积的 1/48～1/24。在渗滤过程中，要边收集渗滤液，边添加新溶剂，保持溶剂浸过药面。一般情况下应收集渗滤液的总体积为药粉量的 4～8 倍。

（2）重渗滤法　重渗滤法是将中药原料粗粉，分别装填于几个渗滤筒，每一个均按一般渗滤方法操作，收取浓渗滤液，而稀渗滤液可作为溶剂用于下一个筒的渗滤。此法优点是，一次溶剂可以多次利用，能得到浓度较高的渗滤液。同时大部分的浓渗滤液不必加热蒸发浓缩，适合于有效成分遇热不稳定的中药。此法的缺点是制备流程长，操作麻烦。

（3）回流连续渗滤法　本法的原理是将提取液加热蒸馏，蒸馏出的溶剂再重新投入提取器内，进行再提取，如此反复，直到提取完全为止。回流连续渗滤装置的结构原理与索氏提取器相同。本法适合于以挥发性溶剂为提取溶剂的工艺。其优点是循环提取，操作简单，适合大量生产。缺点是提取液在蒸发器中受热浓缩时间长，对受热易破坏的有效成分不适合。

（4）加压渗滤法　其原理与特点和普通渗滤法相同，只是溶剂借机械压力流入渗滤筒内，连续渗滤，直到最后收集浓度较高的渗滤液。本法无须加热，适合于较长时间制备同一种原料的生产。

（5）逆流渗滤法　原理、操作与加压渗滤法相似，只是将贮液筒置于高处，利用药柱自压，使溶剂自渗滤筒底部向上流动，由上口流出渗滤液。由于溶剂是克服重力借助毛细管力和药柱自压，由下向上逆流而动，因而浸湿药粉较彻底，渗滤效果也较好。

4. 超临界流体提取法

超临界流体提取技术就是利用超临界流体作为溶剂，从固体或液体中萃取出某些有效组分，并进行分离的技术。

超临界流体提取过程与设备：在等温下超临界提取过程由 4 个主要阶段组成，即超临界流体的压缩、提取、减压和分离。二氧化碳以气态形式输入到冷凝器，经高压泵压缩升压和换热器定温，成为操作条件下的超临界流体，通入提取器内，原料的可溶组分溶解在超临界流体中，并且随同其经过减压阀降压后进入收集器，在收集器内，溶质（通常为液体或固体）从气体中分离并取出。解溶后的二氧化碳气体可再循环使用。

5. 超声波提取法

超声波提取法是利用超声波具有的机械效应、空化效应及热效应，通过增大溶剂分子的运动速度及穿透力以提取中药成分的方法。

6. 常用浸出工艺与设备

合适的提取工艺与设备，是保证浸出制剂质量、提高浸出效率、降低成本的关键。在进行浸出工艺与提取设备的选择时，除要考虑工艺与设备的合理与可行性，同时还要考虑其经济成本等问题。

四、实训内容

1. 学习并掌握工业大生产中使用的密闭煮料罐、醇回流提取罐、多功能提取罐、渗滤气体罐的构造和操作技术。

2. 用_____提取_____并记录。

品名		规格		编号	
批号		执行标准	执行提取操作规程	生产日期	

生产前准备	序号	项目	准备情况	
			是	否
	1	帽罩住头发、前沿压眉毛;上衣拉链拉至脖子、袖口紧扎、衣服下摆紧扣无裸露;裤腰及裤脚紧扣、无裸露;鞋面及鞋底紧扣、洁净;手套与袖扣紧扎无裸露、洁净		
	2	核查工作场所、设备、工具、容器清场标识		
	3	取下已清洁标识牌、换设备运行状态标识牌		
	4	检查提取设备的运行速率,检查电机旋转方向,设备试运行1分钟		
	5	温度: 湿度: 压差:		
	操作人		复核人	

原辅料提取	原辅料名称	批号	检验单号	领用数	提取量
	操作人			复核人	

清场记录	清场项目	检查情况		清场工序	
		已查	未查		
	1.关闭电源开关			清场前品名	
	2.拆开机械设备,并擦掉表面粉尘			清场前批号	
	3.依次用饮用水、纯净水清洗后,用消毒剂消毒			清场日期	
	4.挂已清洁状态标识牌,清洗人员签名、填写清洗日期			清场人	
	5.设备表面光亮、无污点,微生物抽检合格			工艺员	
	其他项目			质检员	

任务二　分离纯化

一、实训目的

1. 掌握常用的分离纯化设备的构造、操作技术、使用时的注意事项。
2. 掌握不同分离纯化设备的适用范围。
3. 具有正确执行过滤岗位标准操作的能力。
4. 会使用超滤器、DRS-15离心机、不锈钢多层过滤器等对水煎煮液进行过滤。
5. 会对过滤机械进行清洁、消毒、维护、保养。
6. 能独立进行各种生产文件的记录和汇总。

二、实训条件

实训场地：实训车间或实习工厂。

三、实训指导

1. 常压过滤的滤器

常用的是玻璃、搪瓷、金属制的漏斗。金属制漏斗也可制成夹层的保温漏斗，夹层中可充水加热，以适应黏稠的液体。

2. 减压过滤的滤器

常用的是瓷制布氏滤器、拖氏滤器，也可将垂熔玻璃滤器及各种滤柱与带下口的抽气瓶连续进行过滤，常用于注射液、滴眼液的过滤。

(1) 小型（盘形）加压过滤器　系由上下两片浅弧形的盖、底构成，可由金属或塑料制成，上盖连有进液管、放气阀连接管，下底中部有药液出口，两滤片中有一网架，供支撑滤材用。上下两片滤片借螺丝固定成一完整的滤器，可用石棉板或微孔滤膜作滤材。

(2) 板框式压滤机　板框式压滤机是一种在加压下间隙操作的过滤设备，适用于过滤黏性大、颗粒较小及滤饼可压缩的各类难过滤的物料，特别适用于含有少量固体的悬浮液。还可用于过滤温度较高（100℃或更高）的液体或接近饱和的溶液。

(3) 叶滤机　系以多数滤叶组合而成。滤叶的构造是在坚固的金属网上罩以滤布，叶的一端有短管，供滤液流出，同时可作悬挂滤液之用，过滤时将滤液置于密闭壳中，滤浆自周围包裹滤叶，滤液透过滤布金属网，经排出管自滤液汇集管流出，滤渣则积于滤布上成为滤饼。所用滤布，除棉织和毛织的外，现在多用金属丝织成，耐滤液的化学腐蚀。

3. 离心分离法

是利用混合液中不同物质密度差来分离料液的一种方法。离心分离的力为离心力，沉降分离的力为重力。下面介绍几种常用的离心机。

(1) 三足式离心机　适用于悬浮液中固体和液体的分离。借高速旋转产生的离心力，使滤液中固体被截留在滤布上，滤液通过滤布在外壳中收集，使固体与液体得到分离。此机的缺点是：生产效率低，劳动强度大。

(2) 上悬式离心机　该离心机的原理和适用范围同三足离心机，其转鼓为上置的电动机所带动。

(3) 卧式自动离心机　卧式离心机的种类较多，性能及外形各异。这种类型的离心机加料和卸料都是自动进行的，无需停车或降低转鼓的转速。

(4) 管式超速离心机　管式超速离心机的转速可达 8000～50000r/min，是具有很高分离效果的离心机，能分离一般离心机难以分离的物料，特别适用于分离乳浊液、细粒子的悬浮液或分离两种不同密度的液体。

(5) 碟式离心机　其原理与管式超速离心机相似。以轴带动复叠的钢制蝶盘，每个蝶上有数个孔眼，物料从下面通过蝶上的孔向上移动，经离心力作用将轻、重液分离。重液沿机壁出口流出，轻液沿内侧的出口流出。其转速一般为 10000r/min 以上，使用时应注意管内重量对称，以免破坏设备。

四、实训内容

1. 学习并掌握工业生产中使用的分离纯化设备的构造和操作技术。

2. 练习分离纯化操作并记录。

品名			规格			编号		
批号			执行标准	执行分离纯化操作规程		生产日期		

<table>
<tr><td rowspan="8">生产前准备</td><td>序号</td><td colspan="2">项目</td><td colspan="2">准备情况</td></tr>
<tr><td></td><td colspan="2"></td><td>是</td><td>否</td></tr>
<tr><td>1</td><td colspan="2">帽罩住头发、前沿压眉毛;上衣拉链拉至脖子、袖口紧扎、衣服下摆紧扣无裸露;裤腰及裤脚紧扣、无裸露;鞋面及鞋底紧扣、洁净;手套与袖扣紧扎无裸露、洁净</td><td></td><td></td></tr>
<tr><td>2</td><td colspan="2">核查工作场所、设备、工具、容器清场标识</td><td></td><td></td></tr>
<tr><td>3</td><td colspan="2">取下已清洁标识牌、换设备运行状态标识牌</td><td></td><td></td></tr>
<tr><td>4</td><td colspan="2">检查分离纯化设备的运行速率,检查电机旋转方向,设备试运行1分钟</td><td></td><td></td></tr>
<tr><td>5</td><td colspan="2">温度:　　　湿度:　　　压差:</td><td></td><td></td></tr>
<tr><td>操作人</td><td colspan="2"></td><td>复核人</td><td></td></tr>
</table>

分离纯化	原辅料名称	批号	检验单号	领用量	分离纯化后收到
	操作人			复核人	

<table>
<tr><td rowspan="8">清场记录</td><td rowspan="2">清场项目</td><td colspan="2">检查情况</td><td rowspan="2">清场工序</td><td rowspan="2"></td></tr>
<tr><td>已查</td><td>未查</td></tr>
<tr><td>1.关闭电源开关</td><td></td><td></td><td>清场前品名</td><td></td></tr>
<tr><td>2.拆开机械设备,并擦掉表面粉尘</td><td></td><td></td><td>清场前批号</td><td></td></tr>
<tr><td>3.依次用饮用水、纯净水清洗后,用消毒剂消毒</td><td></td><td></td><td>清场日期</td><td></td></tr>
<tr><td>4.挂已清洁状态标识牌,清洗人员签名,填写清洗日期</td><td></td><td></td><td>清场人</td><td></td></tr>
<tr><td>5.设备表面光亮、无污点、微生物抽检合格</td><td></td><td></td><td>工艺员</td><td></td></tr>
<tr><td>其他项目</td><td></td><td></td><td>质检员</td><td></td></tr>
</table>

任务三　浓缩干燥

一、实训目的

1. 掌握常用的浓缩干燥设备的构造、操作技术、使用时的注意事项。
2. 掌握不同浓缩干燥设备的适用范围。
3. 具有正确执行浓缩、干燥岗位标准操作的能力。
4. 会使用真空浓缩罐、SJN-1000 三效节浓缩器对水煎煮液进行浓缩。
5. 会对浓缩和干燥设备进行清洁、消毒、维护、保养。
6. 能独立进行各种生产文件的记录和汇总。

二、实训条件

实训场地:实训车间或实习工厂。

实训设备：浓缩干燥设备。

三、实训指导

（一）浓缩技术

浓缩需要根据提取液的性质、品种的要求及生产条件来选择适当的浓缩方法，常用的浓缩方法如下。

（1）常压蒸发。

（2）减压蒸发及设备　减压蒸发是使蒸发器内形成一定的真空度，将溶液的沸点降低，进行沸腾蒸发操作。减压蒸发能防止或减少热敏性物质的分解，强化蒸发操作，并能不断地排除溶剂蒸气，有利于蒸发顺利进行。因此，减压蒸发在药剂生产中应用比较广泛。在实际生产中，减压蒸发与减压蒸馏所用设备往往是通用的。料液需回收时多采用此种减压蒸馏装置。

对于以水为溶剂提取的药液，目前许多药厂使用真空浓缩罐进行浓缩。

（3）薄膜蒸发及设备　常见薄膜蒸发的器械是升膜式蒸发器、降膜式蒸发器、刮板式薄膜蒸发器、离心式薄膜蒸发器等。

（4）多效蒸发及设备。

（二）干燥方法和设备

干燥方法的分类有多种，按操作方式分类可分为间歇式干燥和连续式干燥，按操作压力分类可分为常压干燥和真空干燥，按热量传递方式分类可分为传导干燥、对流干燥、辐射干燥、介电加热干燥。对于一种具体的干燥器，其热能的传递方式可以是上述的一种或几种方式的联合。在药物制剂生产过程中，应根据物料的形状、含湿程度、热稳定性以及对干燥物品的要求，选择适当的干燥方法与设备。

1. 热传导式干燥

热传导式干燥又称接触式干燥。热传导式干燥系指物料中湿分借与其接触的加热壁面以传导方式提供汽化所需的热量，使物料中的湿分汽化并由周围空气气流带走而进行干燥的技术。一般靠抽真空排除水气，所以传导式干燥器一般在真空下操作。由于真空干燥温度低，干燥速度快，适合于热敏性物料，也可用于干燥易氧化、易燃烧或要求回收有机溶剂的品种。

常见设备有耙式真空干燥器、回转滚筒干燥器等。

耙式真空干燥器，器身系由金属制成的一个带有蒸汽夹套的圆筒，耙式搅拌叶片（耙齿）固定在方形转轴上，叶片向左向右各一半，叶片的外缘与筒体内壁间隙很小。电动机通过减速器带动搅拌器，并安装自动转向装置，使搅拌方向每隔数分钟改变一次。被干燥物料从壳体上方正中间加入，在不断正反转动的耙齿的搅拌下，物料与壳体内壁接触的表面不断更新，受到蒸汽的间接加热，气化的湿分经干式除尘器、湿式除尘器、冷凝器，由真空泵抽走，黏附在器壁上的干物料不断被耙齿刮下、粉碎棒粉碎，从而获得干燥产品。

耙式真空干燥器适应性强，被干燥物料含水量可在 15% ～ 90% 范围内，可用于浆状、膏状或粒状物料的干燥，特别适用于不耐高温、易燃、易氧化、干燥时易板结的膏状物料的干燥。与厢式干燥器比较，劳动强度低，操作条件好，但干燥时间较长、生产能力低、结构较复杂、搅拌叶片易损坏是其缺点。

滚筒干燥机是将已蒸发到一定稠度的药液涂于滚筒加热面上使成薄层进行干燥。湿物料在滚筒外壁上获得以导热方式传递的热量，随滚筒转动过程而干燥，在卸料点由刮刀卸下，得到粉状或片状成品。按压力分常压和减压两种形式，按结构可分为单筒、双筒干燥机，可连续操作，广泛用于液态物料或带状物料的干燥，对膏状和黏稠物料更适用。

2. 对流干燥

对流干燥系由热空气将热量以对流方式传给与其接触的湿物料，并将其中的湿分汽化并由气流带走而干燥的技术。此时热空气既是载热体，又是载湿体。常见设备有厢式干燥器、气流干燥器、流化床干燥器、喷雾干燥器等，在药剂生产中应用非常广泛。

（1）厢式干燥器　厢式干燥器是空气干燥的常用设备，一般为方形密封的金属箱，其四周以绝热材料加以保温，箱内装有搁板，板内具有夹层或附有蛇管，以便通入载热剂加温。小型设备称为烘箱，多采用强制气流的方法，由鼓风机、搁板、隔板、加热器等组成。操作时将需要干燥的湿料放在隔板的架上，开启加热器和鼓风机，以蒸汽或电能为热源，产生热风通过各层物料带走湿分达到干燥的目的，最后自出口处将热湿空气排出箱外，排出的热湿空气如未饱和，可利用气流调节器，使一部分回入进气道，与新鲜空气混合后重新利用。大型设备称为烘房，将装有物料的烘盘置于具有多层搁架的烘车上推入烘房，空气由风机送入或抽出，空气经加热器加热后，均匀通过盘间物料表面进行干燥。为增加干燥速率和降低干燥温度，可将箱式干燥器在真空状态下进行操作。减压干燥适用于热敏性物料。

厢式干燥器的特点是结构简单，设备投资少，操作方便，适应性强，适合制药工业中批量少的多品种生产，且干燥后物料破损少、粉尘少。但干燥时间长、物料干燥不够均匀、热利用率低、劳动强度大。为保证操作的规范化，目前生产中所用厢式干燥器均配有温度自动记录仪。

（2）流化床干燥器　根据流化床的结构不同，目前生产中常见的设备有如下几种：

① 单层圆筒形沸腾干燥器　空气由系统末端的风机抽入过滤器后进入加热器，经加热后进入沸腾干燥器下部，通过多孔分布板，（一般孔径为 1.5～2.5mm）使被干燥的物料在器内呈沸腾状翻动，通过沸腾床的空气由器顶排出，进入旋风分离器和袋滤器将夹带出去的细粉捕集后排出。湿物料由加料器连续或间歇地加入，干燥后的物料通过卸料器出料。

② 卧式多室沸腾干燥器　设备为一长方形箱式流化床，底部为多孔筛板，筛板上方有上下可调的竖向挡板，竖向挡板下沿与多孔分布板之间仅留几十毫米间隙，竖向挡板将流化床分为四至八个小室，每个室的筛板下部均有一进气支管，支管上有可调节气体流量的阀门，湿物料由第一室连续加入，逐渐向第八室移动。干燥后的物料由第八室卸下，废气由干燥器顶部排出。

（3）喷雾干燥器　喷雾干燥器的结构，由干燥塔（喷雾干燥室）、喷嘴、旋风分离器、干料收集器、加热空气和输送热空气装置、细粉与废气分离装置等部分构成。

喷雾干燥器由于结构形式不同，热空气与料液接触的工艺过程有三种：①并流型，液滴与热风同向流动，这种类型可采用较高温度的热空气，适用于热敏性的物料。②逆流型，液滴与热风作相反方向流动，物料在器内悬浮时间稍长，适用于含水量较高的物料。③混合型，液滴与热风在干燥器内作混合交错流动，喷嘴安装于塔的中间，向上喷雾，与顶部喷下的热风呈逆流相遇后再并流而下，这种类型兼有并、逆流的优点，适用于不易干燥的物料。

（4）辐射干燥　辐射干燥系利用辐射发射的电磁波被物料吸收，直接转变为热能的干燥技术。

（5）介电加热干燥。

（6）冷冻干燥。

四、实训内容

1. 学习并掌握工业生产中使用的浓缩干燥设备的构造和操作技术。

2. 练习浓缩干燥操作并记录。

品名			规格			编号	
批号			执行标准	执行浓缩干燥操作规程		生产日期	

	序号	项目		准备情况	
				是	否
生产前准备	1	帽罩住头发、前沿压眉毛;上衣拉链拉至脖子、袖口紧扎、衣服下摆紧扣无裸露;裤腰及裤脚紧扣、无裸露;鞋面及鞋底紧扣、洁净;手套与袖扣紧扎无裸露、洁净			
	2	核查工作场所、设备、工具、容器清场标识			
	3	取下已清洁标识牌、换设备运行状态标识牌			
	4	检查浓缩、干燥设备的运行速率,检查电机旋转方向,设备试运行1分钟			
	5	温度: 湿度: 压差:			
	操作人		复核人		

	原辅料名称	批号	检验单号	领用量	浓缩后量
浓缩					
	操作人		复核人		

	原辅料名称	批号	检验单号	领用量	浓缩后量
干燥					
	操作人		复核人		

	清场项目	检查情况		清场工序	
		已查	未查		
清场记录	1.关闭电源开关			清场前品名	
	2.拆开机械设备,并擦掉表面粉尘			清场前批号	
	3.依次用饮用水、纯净水清洗后,用消毒剂消毒			清场日期	
	4.挂已清洁状态标识牌,清洗人员签名、填写清洗日期			清场人	
	5.设备表面光亮、无污点,微生物抽检合格			工艺员	
	其他项目			质检员	

模块三　中药固体制剂实验实训

实验实训一　制备散剂

任务一　手工制备散剂

一、实验目的

1. 学会制备一般散剂、含毒性成分散剂、含共熔成分散剂。
2. 会正确评价散剂的质量。

二、实验指导

（一）散剂的用途

散剂系指药物或与适宜辅料经粉碎、均匀混合而制成的干燥粉末状制剂，供内服或局部用。内服散剂一般溶于或分散于水或其他液体中服用，亦可直接用水送服。局部用散剂可供皮肤、口腔、咽喉、腔道等处应用；专供治疗、预防和润滑皮肤为目的的散剂亦可称撒布剂或撒粉。

（二）制备散剂的操作要点

① 称取：正确选择天平，掌握各种结聚状态药品的称重方法。

② 粉碎：是制备散剂和相关剂型的基本操作。要求学生根据药物的理化性质，使用要求，合理地选用粉碎工具及方法。

③ 过筛：掌握基本方法，明确过筛操作应注意的问题。

④ 混合：混合均匀度是散剂质量的重要指标，特别是含少量医疗用毒性药品及贵重药品的散剂，为保证混合均匀，应采用等量递加法（配研法）。对含有少量挥发油及共熔成分的散剂，可用处方中其他成分吸收，再与其他成分混合。

⑤ 包装：学会分剂量散剂包五角包、四角包、长方包等包装方法。

⑥ 质量检查：根据《中国药典》规定进行。

三、实验内容

（一）益元散的制备

【处方】滑石 6g、甘草 1g、朱砂 0.3g。

【制法】朱砂水飞成极细粉，滑石、甘草各粉碎成细粉（过六号筛）。取少量滑石粉置于研钵内先行研磨，以饱和研钵表面，再将朱砂置研钵中，以等量递增法与滑石粉混合均匀，倾出。取甘草置研钵中，以等量递增法加入上述粉末，研匀，即得。

【质量检查】

1. 性状：本品为浅红色粉末；味甜，手捻有润滑感。

2. 含水量：依照《中国药典》2015年版（一部）附录烘干法测定本品水分含量，不得超过9.0%。

3. 装量差异：取本品10袋分别称定其内容物重量，每袋的重量与标示装量相比较，超出限度不得多于2袋，并不得有1袋超出限度的1倍。

【制剂评注】

1. 方中滑石粉清热解暑，利尿通淋。朱砂清心镇惊，甘草调和诸药，缓解毒性。三药合用清热利湿。

2. 朱砂主要含有硫化汞，含量达96%。常夹杂雄黄、磷灰石等。药理学研究表明：朱砂有镇静、催眠、抗惊厥、抑制生育作用。朱砂有毒，不宜过量服用，也不能持续服用。肝肾功能异常者慎用。入药只宜生用，忌火煅。内服，只入丸、散剂。每次0.1～0.5g。外用适量。

3. 方中朱砂质重色深，且有毒量少，而滑石粉色浅、量大，宜采用打底套色法混合。

（二）痱子粉的制备

【处方】薄荷脑0.1g、樟脑0.1g、氧化锌2.0g、硼酸2.5g、滑石粉12.0g。

【制法】取樟脑、薄荷脑研磨至液化，加适量滑石粉研匀，依次加氧化锌、硼酸研磨。最后按等量递增法加入剩余的滑石粉研匀，过七号筛即得。

【质量检查】

1. 性状：本品为干燥、疏松的白色粉末。

2. 均匀度：取供试品适量置光滑纸上，平铺约5cm²，将其表面压平，在亮处观察，应呈现均匀的色泽，无花纹、色斑。

3. 含水量：依照《中国药典》2015年版（一部）附录水分测定法（甲苯法）测定本品水分含量，不得超过9.0%。

4. 装量差异：取本品10袋分别称定其内容物重量，每袋的重量与标示装量相比较，超出限度不得多于2袋，并不得有1袋超出限度的1倍，装量差异限度见表3-1。

表3-1 单剂量包装散剂装量差异限度

标示装量	装量差异限度
0.1g或0.1g以下	±15%
0.1g以上至0.5g	±10%
0.5g以上至1.5g	±8%
1.5g以上至6.0g	±7%
6.0g以上	±5%

【制剂评注】

1. 因薄荷脑和樟脑可形成低共熔混合物，故使之先共熔，再与其他粉末混匀。

2. 为保证微生物限度符合规定，制备时先将滑石粉、氧化锌150℃干热灭菌1h。

3. 痱子粉属于含低共熔成分散，制备过程中需用细粉吸收低共熔物。

4. 制备过程中需采用等量递增法（配研法），以利于药物细粉混合均匀。

四、实验思考

1. 何谓共熔？在处方中常见的共熔成分有哪些？
2. 等量递增法的原则是什么？
3. 散剂中如含有少量液体时如何制备？
4. 写出散剂的一般工艺过程。
5. 写出"打底套色"的定义。

任务二　机器制备散剂

一、实训目的

1. 熟练掌握制备散剂相关岗位标准操作规程，质量控制要点，能对散剂生产中出现的问题进行判断和解决。
2. 能正确使用制备散剂的设备进行生产操作；正确称量。
3. 学会对制备散剂的设备进行清洁和日常保养；正确填写制备散剂的相关生产记录；正确进行清场。
4. 具备散剂生产过程中的安全环保知识、药品质量管理知识、药典中散剂的质量标准知识。
5. 学会突发事件（如停电等）的应急处理。

二、实训设备及材料

（一）实训设备：粉碎、过筛等设备。
（二）实训材料：_____。

三、实训内容

（一）九一散的制备

【处方】石膏（煅）900g、红粉（水飞）100g。

【制法】以上二味，研制成极细粉。先以少量煅石膏粉饱和乳钵内表面后，加入全部红粉用红粉打底；然后将石膏粉按等量递增加入乳钵中轻研，直到混合完为止，过绢筛（不得用金属筛），混匀，分装，每瓶装1.5g。

（二）蛇胆川贝散的制备

【处方】蛇胆汁100g、川贝母600g。

【制法】称取蛇胆汁和川贝母两味药，川贝母粉碎成细粉，与蛇胆汁混合均匀，干燥、粉碎、过筛，分装，每瓶装1.5g分装。

（三）养阴生肌散的制备

【处方】雄黄0.6g、青黛1.9g、龙胆0.6g、黄柏0.6g、黄连0.6g、煅石膏3.1g、甘草0.6g、冰片0.6g、薄荷冰0.6g。

【制法】以上九种药材粉碎成细粉。将少量煅石膏加入乳钵中研磨饱和乳钵后倾出。将黄连、黄柏、甘草、龙胆置乳钵中研匀，得混合物（1），倾出。将雄黄置乳钵中研磨，然后用等量递增法分次加入煅石膏，煅石膏加完研匀后，得混合物（2），倾出。将冰片、薄荷冰放入乳钵中共研，加入青黛研匀后，将混合物（1）加入研匀，再将混合物（2）加入研匀，分装。

四、实训记录

产品名称				产品批号	
规格		投料日期		批产量	
工艺规格	《＿＿＿＿＿散工艺规程》				
原辅料的批号和理论用量					
原辅料名称	规格	单位	理论量	损耗量	合计
备注：本指令发至：固体制剂车间					
签发		日期		××××年××月××日	
签收		日期		××××年××月××日	

子任务一 配料

称量操作的准确性，对于保证药剂质量和疗效具有重要影响，因此称量操作是制剂工作的基本操作技术之一。称量操作是指主要用于固体或半固体药物的称量。

一、实训目的

1. 熟练掌握配料工岗位标准操作规程，掌握提取配料管理要点和质量控制要点；能对配料生产中出现的问题进行判断和解决。

2. 能正确使用配料设备进行生产操作；正确称量。

3. 学会对配料设备进行清洁和日常保养；正确填写配料的相关生产记录；正确进行清场。

二、实训设备及材料

1. 常用设备：各种秤如架盘天平、扭力天平、台秤等。现分别介绍其主要特点。

（1）架盘天平　又称上天平，最大称量可达到5000g，常用500g、1000g。

（2）扭力天平　又称托盘天平，其称量一般100g，分度值可达到0.01g。

（3）台秤

① 机械台秤：利用不等臂杠杆原理工作。由承重装置、读数装置、基层杠杆和秤体等部分组成。读数装置包括增砝、砝挂、计量杠杆等。基层杠杆由长杠杆和短杠杆并列连接。

② 电子台秤：利用非电量电测原理的小型电子衡器。由承重台面、秤体、称重传感器、称重显示器和稳压电源等部分组成。

2. 实训设备：电子台秤。

3. 材料：＿＿＿＿＿＿＿＿＿＿＿＿＿＿＿＿＿＿＿＿。

三、实训内容

（一）生产前准备

1. 操作人员按一般生产区人员进入标准进行更衣，进入称量操作间。
2. 检查生产所需文件是否齐全。
3. 仔细核对批生产指令和产品批生产记录的有关指令是否一致，是否明确产品名称、规格、剂型、批号、生产批量、生产周期、生产日期等。
4. 检查生产场所清洁、卫生，是否符合该区卫生要求，有清场状态标识并在清场有效期内，是否有质量技术部 QA 人员签发的清场合格证。
5. 开启组合式称量间，并按组合式称量间要求的操作程序，设定好参数，使组合式称量间达到净化要求。
6. 检查容器具是否符合清洁要求，容器外无原有的任何标记，有清洁合格标识。
7. 检查称量所用的计量器具是否清洁，计量器具测试范围符合生产要求，并有检定合格证明，是否在规定的周检有效期内。
8. 称量室有无生产状态标识。
9. 检查后做好记录。

（二）生产操作

1. 取下已清洁状态标识牌，换上设备运行状态标识牌。
2. 按电子台秤标准操作规程启动电子秤进行称量配料。
3. 完成称量任务后，按电子台秤标准操作规程关停电子秤。
4. 将所称量物料装入洁净的盛装容器内，转入下一工序，并按批生产记录管理制度及时填写相关生产记录。
5. 将配料所剩的尾料收集，标明状态，交中间站，并填写好生产记录。
6. 有异常情况，应及时报告技术人员，并协商解决。

（三）电子台秤设备标准操作规程

1. 按批生产指令仔细核对物料名称、进厂编号、生产批号，并附有合格证或检验报告单（检验报告单编号、结论），是否在规定的贮存期内。
2. 检查物料外包装是否完好、清洁，并称量、核对。
3. 确定与主处方一致无误后，按规定的称量方法和批生产指令，称量每一个物料的重量（皮重、毛重、净重）。
4. 填写称量单，注明生产的品名、批号、剂型、批量、规格及称量的物料品名、编号、批号、检验单号、数量，由称量人签名，注明日期，贴于容器外；详细填写批生产记录。
5. 复核人应对上述过程进行监督、复核，必须独立地确认物料经质量技术部检验合格，物料的名称、编号、数量与批生产指令及批生产记录一致无误，容器外标识准确无误。完成上述复核后，由复核人在容器外称量单上签名，并再次复核称量人填写的批生产记录及称量过程准确无误，在复核人项下签名并注明日期。
6. 称量过程所用称量器具要每料一个，不得混用，以免造成交叉污染。
7. 确定上述所有称量的物料与批生产指令完全一致，无多余也无遗漏后，统一放于洁净的地架上，经质量技术部 QA 人员复审后，在批生产记录上签字。
8. 将上述复审过的物料及批生产记录一同递交下一工序。
9. 在称量或复核过程中，每个数值都必须与规定数值一致。如发现数值有差异，必须及时分析，并立即报告车间主任及质量技术部QA人员，直到做出合理满意的解释，才能由车间主任与质量技术部QA人员共同签发，递交下工序，同时在批生产记录上详细记录，并有参加分析、处理人员的签名。

（四）记录

操作完工后填写原始记录、批记录。

（五）质量控制

原辅料的外观和形状。

（六）清洁程序

1. 清洁工具及清洁剂、消毒剂
① 清洁工具：抹布。
② 清洁剂：饮用水。
③ 消毒剂：75％乙醇。
2. 清洁频次
① 电子秤每次使用前、后清洁。
② 若电子秤清洁后48h未投入使用，使用前需按本规程对电子秤重新清洁。
3. 清洁方法
① 一般区电子秤的清洁：电子秤使用完后，先用干抹布抹净电子秤上的物料；用干净的抹布蘸饮用水擦拭电子秤的表面至洁净。
② 挂上"已清洁"牌待下一次使用。
③ 检查合格后填写好清洁记录。
4. 清洁效果评价：目测电子秤表面洁净、无污物。
5. 清洁工具每次使用后应按《清洁工具清洁标准操作规程》进行清洗和存放。

电子台秤清洁消毒记录

设备名称		型号		编号	
房间号		岗位		级别	
日期	清洁剂	用量	消毒剂	用量	器具	操作

（七）清场

1. 按《清场管理制度》、《容器具清洁管理制度》及台秤的清洁程序，搞好清场和清洗卫生。
2. 为了保证清场工作质量，清场时应遵循先上后下，先外后里，一道工序完成后方可进行下道工序作业。
3. 清场后，填写清场记录，上报QA质检员，经QA质检员检查合格后挂《清场合格证》。

四、实训提示

1. 生产工艺管理要点

根据物料量选用不同型号的衡器。

2. 质量控制要点

（1）原辅料的洁净程度。

（2）准确称量原辅料。

3. 安全操作注意事项

（1）使用前注意零部件的辨认、检查。

（2）每次使用完毕，必须关掉电源，方可进行清洁。

五、实训思考

1. 写出电子秤主要部件名称并指出其位置。

2. 写出生产记录。

六、实训记录

_____散配料

产品名称		批号		剂型		规格	
序号	药物名称	配料量/kg		序号	药物名称	配料量/ kg	
1				4			
2				5			
3				6			
药品总量		配料操作人		称料复核人		工班长	
质量情况		配料时间			备注		

【子任务二】 粉碎、过筛

粉碎主要是借助机械力将大块固体物料粉碎成适宜程度的碎块或细粉的操作过程，或借助其他方法将固体药物碎成微粉的操作。

一、实训目的

1. 熟练掌握粉碎岗位操作法，生产管理要点及质量控制要点，常用粉碎设备标准操作规程。正确使用粉碎设备，判断粉碎药物的粉碎质量。

2. 学会正确进行清场，对粉碎设备进行清洁，填写生产记录。

二、实训设备及材料

1. 常用设备：常用粉碎设备包括挤压式破碎压扁机、万能粉碎机、球磨机、气流粉碎机、锤击式粉碎机、羚羊角粉碎机等。

2. 实训设备：20B型万能粉碎机。

3. 材料：淀粉、糊精、糖粉、益母草提取物等。

三、实训内容

（一）生产前准备

1. 操作人员按《更衣规程》进行更衣，进入粉碎间。

2. 检查工作场所、设备、工具、容器是否具有清场合格标识，核对《清场合格证》并确定在有效期内；否则按清场程序进行清场。请 QA 人员检查合格后，将《清场合格证》附于本批生产记录内，进入下一步操作。

3. 检查粉碎设备是否具有"完好"标识卡及"已清洁"标识。检查设备是否正常，若有故障及时排除，正常后方可运行。粉碎盛装容器、取料器具应清洁，容器外无原有的任何标记。

4. 检查设备筛网目数是否符合工艺要求。

5. 粉碎间按《生产区清洁消毒规程》消毒，经 QA 人员检查合格后，签发《生产许可证》。

6. 详细阅读生产指令，根据生产任务要求领取必需的原料，对所用物料的品名、批号、规格、数量、质量进行核查，确保无误。

7. 取下"已清洁"标识牌，根据生产指令挂贴标有产品名称、规格、批号、批量等的《正在生产》标识牌。

（二）生产操作

1. 在粉碎机接料口绑好接料袋。

2. 按粉碎机标准操作规程启动粉碎机进行粉碎。

3. 机器运转正常后，在粉碎机料斗内均匀加入待粉碎物料，加入量不得超过料斗容量的 2/3，不可加入物料后开机。

4. 粉碎完成后按粉碎机标准操作规程关停粉碎机，须在粉碎机内物料全部排出后方可停机。

5. 打开出料口，将料出于洁净的塑料袋内，再装入洁净的盛装容器内。容器内、外贴上标签，注明物料品名、规格、批号、数量、日期和操作者的姓名，称量后转交中间站管理员，存放于物料储存间，填写请验单请验。

6. 将生产所剩的尾料收集，标明状态，交中间站，并填写记录。

7. 有异常情况，应及时报告技术人员，并协商解决。

（三）质量控制及物料平衡

1. 质量控制：①外观、色泽、粒度均匀。②粉料粒度应符合粉料粒度分级规格要求。③微生物限度。④水分。

2. 物料平衡：物料平衡合格范围 98%～100%。物料平衡在合格范围之内，经质量管理部门检查签发"中间产品放行审核单"，可以递交下工序。

（四）清场

1. 按《清场管理制度》、《生产区容器、器具清洁消毒规程》、《设备清洁规程》清理工作现场、工具、容器具、设备。

2. 清场后，填写清场记录，经 QA 人员检查合格后发给清场合格证。

3. 撤掉运行状态标识，挂清场合格标识。

4. 连续生产同一品种中的暂停要将设备清理干净。

5. 换品种或停产两天以上时要按清洁程序清理现场。

6. 粉碎间按《生产区清洁消毒规程》清洁消毒。

粉碎过筛清场记录

清场前产品名称			规格		批号	
	清场内容及要求		工艺员检查情况	质检员检查情况		备注
1	设备及部件内外清洁,无异物,筛网清洁		☐ 符合 ☐ 不符合	☐ 符合 ☐ 不符合		
2	无废弃物,无前批遗留物		☐ 符合 ☐ 不符合	☐ 符合 ☐ 不符合		
3	门窗玻璃、墙面、地面清洁,无尘		☐ 符合 ☐ 不符合	☐ 符合 ☐ 不符合		
4	地面清洁,无积水		☐ 符合 ☐ 不符合	☐ 符合 ☐ 不符合		
5	容器具清洁无异物,摆放整齐		☐ 符合 ☐ 不符合	☐ 符合 ☐ 不符合		
6	灯具、开关、管道清洁,无灰尘		☐ 符合 ☐ 不符合	☐ 符合 ☐ 不符合		
7	回风口、进风口清洁,无尘		☐ 符合 ☐ 不符合	☐ 符合 ☐ 不符合		
8	收集袋清洁		☐ 符合 ☐ 不符合	☐ 符合 ☐ 不符合		
9	卫生洁具清洁,按定置放置		☐ 符合 ☐ 不符合	☐ 符合 ☐ 不符合		
10	其他					
	结　　论					
清场人			工艺员		质检员	

（五）记录

操作完成后及时填写粉碎岗位生产记录表。

（六）设备标准操作规程

万能粉碎机标准操作规程如下。

1. 开机前的准备：①检查设备清洁情况。②检查机器所有紧固螺钉是否全部拧紧,特别是活动齿的固定螺母一定要拧紧,检查皮带的松紧度、防护罩的可靠性。③根据工艺要求选择适当筛板安装好。④用手转动主轴盘车应活动自如、无卡滞现象。⑤检查粉碎室是否清洁干燥,筛网位置是否正确。⑥检查收粉布袋是否完好,粉碎机与除尘机管道连接是否密封。⑦关闭粉碎室门,用手轮拧紧后,再用顶丝锁紧。

2. 开机运行：①先启动除尘机,确认工作正常。②按主机启动开关,待主机运转正常平稳后即可加料粉碎。每次向料斗加入物料时应缓慢均匀加入。③停机时必须先停止加料,待 10min 后或不再出料后再停机。

（七）清洁操作规程

严格执行《生产区清洁消毒规程》、《设备清洁规程》、《生产区容器、器具清洁消毒规程》。清理工作现场、工具、容器具，撤掉运行状态标识，挂清场合格标识。

四、实训提示

（一）质量控制要点

1. 原辅料的洁净程度。
2. 粒度。
3. 粉碎机粉碎的速度、所用筛网的大小。
4. 产品的性状、水分、微生物限度。

（二）安全操作注意事项

1. 操作人员应了解设备的结构及原理。
2. 不得随意拆卸机器上安全防护装置。
3. 使用前必须确认活动齿的固定螺母紧合良好，粉碎室门务必要关好锁紧，机器必须可靠接地。
4. 机器运转时，操作人员不得离岗，出现异常应立即停机、断电，待转动停止后方可进行检修，不得在运转中保养机器及排除故障。
5. 物料中不应夹杂硬物，特别是铁钉、铁块，应预先拣除，否则进入粉碎室长期摩擦易引起燃烧，或破坏钢齿及筛板。
6. 在粉碎热敏性物料时，使用 20～30min 后应停机检查出料筛网孔是否堵塞，粉碎室内温度是否过高，并应停机冷却一段时间再开机。
7. 设备的密封胶垫如有损坏、漏粉时应及时更换。
8. 每次使用完毕，必须关掉电源，方可进行清洁。
9. 粉碎机要按要求进行验证。

常见故障发生原因及排除方法见表3-2。

表 3-2　常见故障发生原因及排除方法

常见故障	发生原因	排除方法
运转时机器发生振动甚至更剧烈的振动	机器与地面接触不均匀,地脚螺丝松动或机壳与底座固定不牢;高速回转部分不平衡或轴承磨损	垫平机器与地面接触使其稳固,拧紧地脚螺丝;对高速回转部分进行平衡调整或更换轴承
工作时生产效率显著下降,电流增大	物料含水量过多;机体内物料堵塞	测物料含水量,干燥后再粉碎;或清除机体内堵塞物
主轴转向相反	电源线相位联接不正确	检查并重新接线
操作中有胶臭味	皮带过松或损坏	调紧或更换皮带
钢齿、钢锤磨损严重	物料硬度过大或使用过久	更换钢锤
粉碎时声音沉闷、卡死	加料过快或皮带松	加料速度减慢、调紧或更换皮带
热敏性物料粉碎声音沉闷	物料遇热发生变化	用水冷式粉碎或间歇粉碎

五、实训思考

1. 一次成功的粉碎，操作前需做哪些准备工作？
2. 为什么万能粉碎机必须先空转一段时间后再投料进行粉碎？
3. 常见粉碎设备有哪些？试述粉碎设备常见故障发生原因及排除方法。
4. 如何做好粉碎设备及其环境的消毒灭菌？

六、实训记录

粉碎、过筛生产记录

室内温度		相对湿度			日　期		
品　　名			批　号			规　格	
清场标识	□ 符合　□ 不符合			执行粉碎过筛标准操作程序			
原辅料名称							
原辅料批号							
领入数量/kg							
领　料　人							

粉碎、过筛记录					
原辅料名称	处理方式	筛网目数	处理后数量/kg	收得率	操作者

称量人			复核人		
设备运行情况					

收得率计算公式为：收得率 $= \dfrac{处理后数量}{领料数量} \times 100\% =$

收得率范围:97%～100%	结论:	检查人	

子任务三　混合

混合是由两种或两种以上的不均匀组分组成的物料，在外力作用下使之均质化的操作。目前常用的混合方法有搅拌混合、研磨混合和过筛混合，常应用于散剂、颗粒剂、片剂、胶囊剂等制剂的生产中，是固体制剂生产工艺中基本工序之一。

一、实训目的

1. 熟练掌握混合岗位操作法，生产管理要点及质量控制要点，常用混合设备标准操作规程。
2. 正确使用混合设备，判断混合物质量。

3. 学会正确进行清场，对混合设备进行清洁，填写生产记录。

二、实训设备及材料

1. 常用设备：V 型干混机、三维运动混合机、槽型混合机、球磨机等。现介绍各常用混合设备的主要特点。

（1）三维运动混合机　主要由机座、传动系统、多向运动机构、混合筒、电器控制系统构成。工作时混合筒做多方向运动，在立体三维空间上做独特的平移、倒置、翻转运动，使筒内物料在混合过程中，加速流动和扩散，同时避免物料的积聚现象，在短时间内达到理想的混合效果。

（2）槽型混合机　主要由机座、电机、减速器、混合槽、搅拌桨、控制面板组成。工作时水平槽内的"∽"形螺带低速旋转，使物料从两端推向中心，又由中心推向两端，物料不断在槽内上下翻滚而混合均匀。槽可绕水平轴转动，以便卸料，进行湿物料的混合。

（3）双螺旋锥型混合机。

（4）V 型混合机。

2. 实训设备：三维运动混合机、V 型干混机、槽型混合机。

3. 写出材料：_____。

三、实训内容

（一）生产前准备

1. 操作人员按《更衣规程》进行更衣，进入混合间。

2. 检查工作场所、设备、工具、容器是否具有清场合格标识，并核对其是否在有效期内；否则按清场程序进行清场。并请 QA 人员检查合格后，将《清场合格证》附于本批生产记录内，进入下一步操作。

3. 检查混合设备是否具有"完好"标识卡及"已清洁"标识，检查设备是否正常，若有故障及时排除，正常后方可运行。混合盛装容器、取料器具应清洁，容器外无原有的任何标识。

4. 混合间按《生产区清洁消毒规程》要求消毒，经 QA 人员检查合格后，签发《生产许可证》。

5. 详细阅读生产指令，根据生产任务要求向中间站领取物料，对所用物料的品名、规格、数量、质量进行核查，确保无误。

6. 取下"已清洁"标识牌，根据生产指令挂贴标有产品名称、规格、批号、批量等的"正在生产"状态牌，进入生产操作环节。

（二）生产操作

1. 启动混合设备空转运行，声音正常后停机，加料，进行混合操作。

2. 按产品生产工艺规程要求进行混合，保证足够混合时间。

3. 若需在混合时加入特殊管理药品、贵细药粉时，质管员、车间工艺员必须到场，三方监督投料并签名。

4. 若另行加入的药粉同待混合药粉量相差悬殊较大时，采用等量递增法进行混合。

5. 已混合完毕的物料，盛装于洁净的容器中密封，交中间站。容器内外均应附有物料状态标识，注明品名、批号、数量、日期、操作人等，并填写请验单。

6. 将生产所剩的尾料收集，标明状态，交中间站，并填写记录。

7. 有异常情况，应及时报告技术人员，并协商解决。

（三）质量控制及物料平衡

1. 质量控制：性状、细度、均匀度、水分、微生物限度。

2. 物料平衡：物料平衡合格范围为 98%～100%。物料平衡在合格范围之内，经质量管理部门检查签发"中间产品放行审核单"，可以递交下道工序。

（四）清场

1. 按《清场管理制度》和《设备清洁规程》清理工作现场、工具、容器具、设备。

2. 清场后，填写清场记录，经 QA 人员检查合格后发给清场合格证。

3. 撤掉运行状态标识，挂清场合格标识。

4. 连续生产同一品种，暂停时要将设备清理干净。换品种或停产两天以上时要按清洁程序清理现场。

混合清场记录

年　　月　　日

清场前产品名称		规格		批号	
	清场内容及要求	工艺员检查情况		质检员检查情况	备 注
1	设备及部件内外清洁,无异物,筛网清洁	☐ 符合 ☐ 不符合		☐ 符合 ☐ 不符合	
2	无废弃物,无前批遗留物	☐ 符合 ☐ 不符合		☐ 符合 ☐ 不符合	
3	门窗玻璃、墙面、地面清洁,无尘	☐ 符合 ☐ 不符合		☐ 符合 ☐ 不符合	
4	地面清洁,无积水	☐ 符合 ☐ 不符合		☐ 符合 ☐ 不符合	
5	容器具清洁无异物,摆放整齐	☐ 符合 ☐ 不符合		☐ 符合 ☐ 不符合	
6	灯具、开关、管道清洁,无灰尘	☐ 符合 ☐ 不符合		☐ 符合 ☐ 不符合	
7	回风口、进风口清洁,无尘	☐ 符合 ☐ 不符合		☐ 符合 ☐ 不符合	
8	收集袋清洁	☐ 符合 ☐ 不符合		☐ 符合 ☐ 不符合	
9	卫生洁具清洁,按定置放置	☐ 符合 ☐ 不符合		☐ 符合 ☐ 不符合	
10	其他				
	结　　论				
清场人		工艺员		质检员	

（五）记录

操作完成后及时填写混合岗位生产记录表。

（六）设备标准操作规程

1. 三维运动混合机操作规程

开机前准备：①对混合机进行检查清理，保证混合机内无异物并符合洁净要求；②检查设备部件是否完整，紧固件有无松动现象，发现及时排除；③检查机器润滑情况是否良好；④确认离合器在"分"的位置，确认设备周围无其他杂物，合上电源开关，按动启动按钮，空载启动电机；⑤电机运转正常后再将手柄拨到"合"的位置，闭合离合器，使混合机运转，操作离合器，使加料口处于理想的加料位置，然后脱开离合器，关闭电机，切掉电源；⑥松开加料口卡箍，取下平盖，进行加料操作，加料体积最大不超过容积的85%，装好物料，然后盖上盖，并紧固好。

开机运行：①确认设备周围无其他杂物，合上电源开关，设定好时间，按启动按钮，空载启动电机；②电机运转正常后再将手柄拨到"合"的位置，闭合离合器，使混合机运转，进行混合操作；③物料混合到设定时间后将自动停止，此时若出料口位置不理想，可点动开机，将出料口调整到最佳位置，切断电源，方可开始出料操作；④打开蝶阀，放出物料，准备下一次操作；⑤生产完成，停下机器，关闭电源，把离合器拨到"分"的位置；⑥清理机器内外卫生，清理生产现场，恢复至备用状态。

安全操作注意事项：①每次开机前必须确认离合器在"分"的位置，严禁直接开动机器以免损坏机器。②机器开动时，混合桶的工作区严禁进人，现场必须保持清洁，无乱放物品，与生产无关人员不得处在机器工作现场。③机器的操作必须由一人完成，不得多人同时进行，以免发生误操作产生意外。④加料或倒料时必须切断总电源，并使离合器处在"分"位置。⑤混合桶运动区外设防护标识，以起警示作用。⑥在有光电保护下才可以开机运行。

2. V型干混机操作规程

开机前的准备：①开机前首先要进行安全检查，排除安全隐患；②检查机器各部件是否齐全有效，特别是过滤袋是否装好、牢固；③检查设备是否符合有关GMP洁净要求；④检查各紧固件是否紧固，必要时予以紧固。

开机运行：①关闭放料阀，将吸料管接好，吸料嘴放入料桶内，将真空管接好；开启真空泵，打开真空管路阀门开始吸料；②吸料结束关闭吸料阀，卸下吸料管，将吸料盖盖好拧紧，将过滤袋卸出，装上密封盖拧紧；③根据工艺要求设定混合时间，一般为8~10min；按起动按钮进行混合，混合到设定时间，机器自动停机；④将放料口点动到合适位置，放好容器，打开放料阀，放料；⑤出料时应控制出料速度，以便控制粉尘及物料损失；⑥关掉总电源，关闭放料阀。

安全操作注意事项：①机器各接口盖未盖好不得开机。②机器运转过程任何人不得进入混合筒回转空间，以免发生事故。③混合过程操作者不得离开现场，机器的操作必须由一人完成，不得多人同时进行。④加料或出料时必须切断总电源。⑤混合桶运动区外设防护标识，以起警示作用。⑥在有光电保护下才可以开机运行。⑦更换品种时，必须对过滤袋、软管和筒体进行彻底清洗。

3. 槽型混合机操作规程

开机前的准备：①根据要求清洁设备；②检查设备各部件，紧固件有无松动现象，发现及时排除；③手动盘车，检查是否正常。

开机运行：①装好物料，以浸没搅拌桨为宜，然后盖好上盖；②开动搅拌电机，混合物料；③物料混合好后，先停搅拌电机，拿下上盖，按点动按钮使混合箱倾斜，将料倒入备好的盛粉箱内；④物料倒完后，将混合箱恢复原位，进行下一箱料的混合操作；⑤关闭电源，清洗设备，检查设备各部件有无异常。

安全操作注意事项：①搅拌开动时，严禁将手或异物伸入混合箱中。②倒料时，必须先停搅拌，再倾斜混合箱。③清洗设备时，避免水进入电机或控制盘内。

（七）清洁操作规程

严格执行《生产区清洁消毒规程》、《设备清洁规程》、《生产区容器、器具清洁消毒规程》。清理工作现场、工具、容器具，撤掉运行状态标识，挂清场合格标识。

四、实训提示

（一）生产工艺管理要点

1. 混合操作间必须保持干燥，室内呈正压，须有捕尘装置。
2. 注意加料量不得超过设备额定装量。
3. 应保证充足的混合时间，确保混合均匀。
4. 混合过程随时注意设备声音。
5. 生产过程所有物料均应有标识，防止发生混药、混批。

（二）质量控制要点

1. 混合均匀度。
2. 产品的性状、水分。
3. 微生物限度。

（三）安全操作要点

1. 必须严格按设备标准操作规程进行操作。
2. 设备运转时，严禁进入混合桶运动区内；不得将手或工具伸入槽内或在机器上方传递物件。
3. 在混合桶运动区范围外应设隔离标识线，以免人员误入运动区。
4. 设备运转时，若出现异常振动和声音时，应停机检查，并通知维修工。
5. 设备的密封胶垫是否损坏、漏粉时应及时更换。
6. 操作人员在操作期间不得离岗。
7. 每次使用完毕，必须关掉电源，方可进行清洁。

常见故障发生原因及排除方法见表3-3。

表 3-3　常见故障发生原因及排除方法

故障	故障原因	排除方法
振动，转动不均匀	减速器齿轮失效	加润滑油或换润滑油；更换齿轮或减速器
电器超闸	加料太多；机械电气故障	按规定装料；排除安全隐患
闷车	加料过多；皮带打滑；异物卡住	减少加料；调紧或更换皮带；清除异物

五、实训思考

1. 常用的混合设备有哪些？
2. 为什么要在混合桶运动区范围外设隔离标识线？

六、实训记录

混合生产记录

品　名	规格	批　号	温　度	相对湿度	日　期	班次

清场标识	□符合	□不符合	执行称量混合标准操作程序		

称量	计划产量			领　料　人		
	原辅料名称	批　号	领料数量/kg	实投数量/kg	补退数量/kg	
	称　量　人	复　核　人	补　退　人	开处方人	复　核　人	
混合	混合时间					
	设备运转情况					
	操作人					
备注						

工艺员：

【子任务四】 分剂量内包装

药品内包装指药品生产企业的药品和医疗机构配置的制剂所使用的直接接触药品的包装材料和容器。内包装应保证药品在生产、运输、贮存及使用过程中的质量，且便于临床使用。

一、实训目的

1. 熟练掌握散剂分装岗位标准操作规程，掌握散剂分装管理要点和质量控制要点；能对散剂分装生产中出现的问题进行判断和解决。
2. 能正确使用散剂分装设备进行生产操作；正确称量。
3. 学会对散剂分装设备进行清洁和日常保养；正确填写散剂分装的相关生产记录；正确进行清场。

二、实训设备及材料

1. 常用设备：散剂分装机。
2. 实训设备：散剂分装机。
3. 材料：＿＿＿＿＿＿散剂。

三、实训内容

（一）生产前准备

1. 操作人员按一般生产区人员进入标准进行更衣，进入称量操作间。
2. 检查生产所需文件是否齐全。
3. 检查生产设备运转是否正常。
4. 检查生产场所清洁、卫生，是否符合该区卫生要求，有清场状态标识并在清场有效期内，是否有质量技术部 QA 人员签发的清场合格证。
5. 检查所用设备、容器具是否符合清洁要求，有清洁合格标识。
6. 检查设备内是否有上次生产的遗留物料。
7. 检查颗粒包装室生产状态标识。
8. 检查后做好记录。

（二）生产操作

1. 岗位操作人员根据批生产指令领取包装辅料及从上一工序接收物料。
2. 检查包装辅料的检验合格报告单、合格证，核对数量。
3. 根据产品工艺要求设定充填控制单元参数（转速、转数）、灌装次数。
4. 启动灌装机进行包装。
5. 包装初始，检查装量差异，直至达到工艺要求，生产过程中也应视情况抽查装量，并根据结果进行调整。检查方法：生产前先取 10 个空瓶称量好重量，再求每一个瓶的皮重，调试正常后再每 30min 取一瓶检查一次装量，装量差异范围控制在规定范围内。
6. 包装结束后，由车间 QC 人员进行半成品检验，检验合格后在容器外贴标识，填写批生产记录。
7. 将上述物料及批生产记录一同递交下一工序。

（三）质量控制

1. 外观：表面完整光洁、色泽均匀、字迹清晰。
2. 装量差异：超过重量差异限度的药物不得多于 2 袋（瓶），并不得有 1 袋（瓶）超过限度 1 倍。

（四）清场

1. 按《清场管理制度》、《容器具清洁管理制度》及散剂分装机的清洁程序，搞好清场和清洗卫生。
2. 为了保证清场工作质量，清场时应遵循先上后下，先外后里，一道工序完成后方可进行下道工序作业。
3. 清场后，填写清场记录，上报 QA 质检员，经 QA 质检员检查合格后挂《清场合格证》。

散剂分装工序清场记录

清场前产品名称		规格		批号	
清场内容及要求		工艺员检查情况	质检员检查情况		备注
1	设备及部件内外清洁,无异物				
2	无废弃物,无前批遗留物				
3	门窗玻璃、墙面、地面清洁,无尘				
4	地面清洁,无积水				
5	容器具清洁无异物,摆放整齐				
6	灯具、开关、管道清洁,无灰尘				
7	回风口、进风口清洁,无尘				
8	地漏清洁、消毒				
9	卫生洁具清洁,按定置放置				
10	其他				
结　论					
清场人		工艺员		质检员	

（五）记录

操作完工后填写原始记录、批记录。

（六）散剂分装机设备标准操作规程

1. 装机

① 检查电气控制柜上的各个插头是否正确插好。

② 调整电子秤 4 个调整座的高度,观察电子秤左下角的水平仪,使水平仪气泡居中,调整时要确保秤盘上无杂物。

③ 打开电源开关,电子秤的重量窗口显示"0000",否则按"置零"键,左下角出现零位标识。

④ 质量、脉冲设定。将包装容器放在电子秤上按"置零"键,电子秤的质量窗口显示"0000",显示稳定后先按"P（去皮）"键,再输入包装的标准质量,然后按"H"（清除）键。

⑤ 调整下料控制器面板操作。

2. 先空放几次料,使螺旋充实,接着用包装容器装料。

3. 料斗中的料位应控制在料斗高度的 1/2～4/5 范围内。

4. 对预置袋数进行设定，每隔 15 分装抽检 10 袋质量 1 次，随时监控每袋质量，避免超限。

5. 包装结束后，由车间 QC 人员进行半成品检验，检验合格后在容器外贴标识，填写批生产记录，并复核、检查记录是否有漏记或错记现象，复核中间产品检验结果是否在规定范围内。同时应依据不同情况选择标识"设备状态卡"。

（七）清洁程序

1. 清洁工具：水桶、丝光毛巾。

2. 清洁剂：饮用水、纯化水。

3. 消毒剂：75％乙醇。

4. 清洗频次：①每批生产结束后清洁一次。②每周生产结束后彻底清洁、消毒一次。③更换生产品种后彻底清洁、消毒一次。

5. 清洁对象：粉末类自动包装机。

6. 清洁地点：在线清洁。

7. 清洁方法：①排除机内的残留物料。②将物料桶及出料管拆下后拿到清洗室（或清洗车间）用饮用水清洗，再用纯化水冲洗至清洁。③充填螺杆用丝光毛巾蘸饮用水擦拭，再用纯化水擦拭至洁净。④用丝光毛巾蘸饮用水擦拭设备外壁，若遇无法清洁的污渍，先用 65℃饮用热水冲洗并刷洗至洁净，再用丝光毛巾蘸饮用水擦净。

8. 粉末类自动包装机的消毒

① 按上述 7. 清洁方法①～④程序进行清洁。

② 用丝光毛巾蘸消毒剂擦拭设备内表面。

③ 用纯化水清洗擦拭设备至消毒剂无残留。

④ 做好清洁、消毒记录。

四、实训提示

（一）生产工艺管理要点

1. 下料速度。

2. 下料时间间隔。

（二）质量控制要点

1. 外观。

2. 装量差异。

（三）安全操作注意事项

1. 使用前注意零部件的辨认、检查。

2. 每次使用完毕，必须关掉电源，方可进行清洁。

五、实训思考

1. 写出散剂包装机的主要部件名称并指出其位置。

2. 写出散剂分剂量包装的质量控制点。

六、实训记录

散剂分装生产记录

室内温度			相对湿度		生产日期		班 次	
品　名	批　号	分装规格	理论装量		理论产量	操作人员		温度
清场标志	□ 符合 □ 不符合		执行散剂分装标准操作程序					

内包材料/kg

材料名称	批　号	领用量	实用量	结余量	损耗量	操作人

散剂/kg

领用数量	实用量	结余量	废损量	操作人

分装检查记录

机台号		时间			操作人
		装量			
		时间			
		装量			
平均装量			包装质量		
包装合格品数/袋			检查人		

合格品收率 $=\dfrac{\text{合格品数}}{\text{理论产量}} \times 100\% = \dfrac{\quad}{\quad} \times 100\% =$

物料平衡 $=\dfrac{\text{实用数量} + \text{废损量}}{\text{领用数量}} \times 100\% = \dfrac{\quad}{\quad} \times 100\% =$

偏差情况		检查人	

工艺员：

子任务五 外包装

　　纸盒一直是药品外包装的主要形式，随着 OTC 药品市场的不断扩大，医药企业对 OTC 药品纸盒的要求也越来越高，主要集中在重视防伪技术的应用、包装的装潢效果、添加识别条码、统一印刷色彩、自动装盒机对纸盒的要求等。

一、实训目的

　　1. 熟练掌握外包装岗位标准操作规程，掌握外包装管理要点和质量控制要点；能对外包装生产中出现的问题进行判断和解决。

　　2. 能正确使用外包装设备进行生产操作；正确称量。

　　3. 学会对外包装设备进行清洁和日常保养；正确填写外包装的相关生产记录；正确进行清场。

二、实训设备及材料

1. 常用设备：打码机、打包机等。
2. 实训设备：打码机、打包机等。
3. 材料：_____散剂小包。

三、实训内容

（一）生产前准备

1. 操作人员按一般生产区人员进入标准进行更衣，进入外包装间。
2. 检查生产所需文件是否齐全。
3. 检查生产设备运转是否正常。
4. 检查生产场所清洁、卫生，是否符合该区卫生要求，有清场状态标识并在清场有效期内，是否有质量技术部 QA 人员签发的清场合格证。
5. 检查所用设备、容器具是否符合清洁要求，有清洁合格标识。
6. 检查设备内是否有上次生产的遗留物料。
7. 检查散剂包装室生产状态标识。
8. 检查后做好记录。

（二）生产操作

1. 按生产指令单上的要求为 12 袋/小盒，60 小盒/箱进行外包装。
2. 小盒中放一张说明书，箱内放一张合格证。
3. 上一批作业结余的零头可与下一批进行拼箱，拼箱外箱上应标明拼箱批号及数量。
4. 每批结余量和拼箱情况在批记录上显示。
5. 放入成品库待检入库。

（三）清场

1. 生产结束时，将本工序生产出的合格产品的箱数计数，挂上标签，送到指定位置存放。
2. 将生产记录按批生产记录管理制度填写完毕，并交予指定人员管理。
3. 按一般生产区清洁消毒规程对本生产区域进行清场，并有清场记录。

（四）记录

操作完工后填写原始记录、批记录。

四、实训提示

（一）生产工艺管理要点

1. 现场质量监控员抽取外包材样品，交质检部门按成品质量标准的有关规定进行检测。
2. 入库。

（二）质量控制要点

1. 外包装盒的标签、说明书。
2. 外包装盒的批号及内袋的袋数。
3. 附凭证：填写入库单及请验单。

（三）安全操作注意事项

1. 检查打码机的清洁程度。
2. 检查机器附近是否有前批打印的包装材料遗留。
3. 检查机器润滑部位的润滑情况。

五、实训思考

写出散剂外包装的质量控制点。

六、实训记录

散剂外包装生产记录

印包工序操作记录

品名： 规格： 批号： 日期： 班次： 车号：

操作记录				个人记录			产量
操作	操作者	复核者	质量	姓名	工时	产量	本批包装规格
排版							本批完成数
排批号							本批入库数
印字							入库单号码
整瓶							本批半成品总箱数
置仿单							本批剩余数
牌贴							清场记录
包装							
							检查人
物料领用情况						备　注	
品名	领用数	耗用数	报废数	退回数	经手人	盒贴实样附于后	

厂名： 工序负责人： 车间技术负责人：

实验实训二　制备颗粒剂

任务一　手工制备颗粒剂

一、实验目的

1. 掌握颗粒剂的制备方法。

2. 掌握颗粒剂的制备过程及制备时的注意事项。

3. 熟练掌握手工过筛制备颗粒剂。

4. 熟练掌握湿法制粒的工艺过程和操作要点，学会制备质量合格的颗粒剂。

5. 掌握颗粒剂的质量检查项目和方法，会正确评价颗粒剂的质量。

二、实验条件

蒸馏装置、烧杯、电炉、渗漉装置、药筛、烘箱、量筒、温度计。

三、实验指导

颗粒剂系指药物或药材提取物与适宜的辅料或药材细粉制成的干燥颗粒状制剂。

制备工艺：原辅料的处理→制颗粒→干燥→整粒→质量检查→包装。

（1）原辅料的处理　根据药材的有效成分不同，可采用不同的溶剂和方法进行提取，一般多用煎煮法提取有效成分，用等量乙醇精制。

（2）制颗粒　掌握湿法制粒的操作方法。控制清膏的相对密度时由于生产量较小，不方便用比重计测量，也可用桑皮纸上测水印的方法，以不出现或仅有少量水印为度；加辅料的量一般不超过清膏量的5倍，以"手握之成团，触之即散"即可；如果软材不易分散，可用乙醇调整干湿度，以降低黏性，易于过筛，并使得颗粒易于干燥。

（3）干燥与整粒　湿颗粒立即在60～80℃常压干燥。整粒后将芳香挥发性物质、对湿热不稳定的药物加到干颗粒中。

（4）颗粒剂易吸潮变质，为保证颗粒剂质量，应选择适宜的包装材料进行包装。

四、实验内容

（一）感冒退热颗粒

【处方】大青叶435g、板蓝根435g、连翘217g、拳参217g。

【制法】以上4味，加水煎煮两次，每次1.5h，合并煎液，滤过，滤液浓缩至相对密度约为1.08（90～95℃）的清膏，待冷至室温，加等量的乙醇使沉淀，静置，取上清液浓缩至相对密度为1.20（60℃）的清膏，加等量的水，搅拌，静置8h。取上清液浓缩成相对密度为1.38～1.40（60℃）的稠膏，加蔗糖、糊精及乙醇适量，制成颗粒，干燥，制成1000g；或取上清液浓缩成相对密度为1.09～1.11（60℃）的清膏，加糊精、矫味剂适量，混匀，喷雾干燥，制成250g（无蔗糖），即得。

本实验采用煎煮法提取，蒸发法浓缩成稠膏，按稠膏：糖粉：糊精（1:3:1）混合制粒，干燥整粒后，分装。

【性状】本品为浅棕色至深棕色的颗粒，味甜、微苦。

（二）板蓝根颗粒的制备

【处方】板蓝根50g、蔗糖粉适量、糊精适量。

【制法】取板蓝根50g，加水煎煮两次，第1次2h，第2次1h，合并煎液，滤过，滤液浓缩至适量（约50ml），加乙醇使含醇量为60%，边加边搅，静置使沉淀，取上清液回收乙醇，浓缩至相对密度为1.30～1.33（80℃）的清膏（约1:4，即1份清膏相当于4份药材），加入适量蔗糖粉与糊精的混合物（蔗糖：糊精=3:1）及适量70%的乙醇，拌和成软材，挤压过筛（12～14目）制颗粒，60℃干燥，整粒，按每袋相当于板蓝根10g分装于塑料袋中，密封，即得。

【性状】本品为棕色或棕褐色的颗粒，味甜、微苦或味微苦（无蔗糖）。

本实验采用煎煮法提取，蒸发法浓缩成稠膏，按稠膏∶糖粉∶糊精（1∶3∶1）混合制粒，干燥整粒后，分装。

【质量检查】

（1）粒度检查　取本品5袋，置药筛内，过筛时，筛保持水平状态，左右往返轻轻筛动，每一号筛过筛3min，不能通过一号筛和能通过五号筛的颗粒和粉末总和，不得超过15%。

（2）水分　照烘干法测定，本品含水量不得超过6.0%。

（3）溶化性　取本品10g，加热水200ml，搅拌5min，应全部溶化（允许有轻微混浊）。

【功能与主治】清热解毒、凉血利咽、消肿。用于扁桃体炎、腮腺炎、咽喉肿痛、预防传染性肝炎、小儿麻疹等。

【用法与用量】口服，一次1袋，一日4次。

【贮藏】密封。

五、实验提示

稠膏重量；软材的程度；卫生。

六、实验内容

选用＿＿＿＿＿＿＿＿＿＿＿方提取

流程：

稠膏重：

制颗粒：

注：糖粉用量：　　　　　　糊精用量：

每袋颗粒重：　　　　　　总袋数：

颗粒筛的目数：

七、实验思考

1. 制颗粒的方法有哪些？本实验采用的是何种方法？

2. 颗粒剂粒度、含水量的标准是什么？卫生学要求是什么？

3. 制备颗粒剂所用的糖粉、糊精应符合什么要求？为什么？蔗糖、糊精、乙醇在制备颗粒剂中的作用是什么？

4. 结合实验谈谈制软材与湿颗粒的体会。

5. 颗粒剂有哪些质量要求？影响成品质量的因素有哪些？

任务二　机器制备颗粒剂

一、实训目的

1. 熟练掌握制粒岗位标准操作规程，掌握制粒管理要点和质量控制要点；能对制粒生产中出现的问题进行判断和解决。

2. 能正确使用制粒设备进行生产操作；正确称量。

3. 学会对制粒设备进行清洁和日常保养；正确填写制粒的相关生产记录；正确进行清场。

4. 具备颗粒剂生产过程中的安全环保知识、药品质量管理知识、药典中颗粒剂的质量标准知识。

5. 学会突发事件（如停电等）的应急处理。

二、实训设备及材料

1. 实训设备：制粒筛、KLJ-160B摇摆式颗粒机、FL-3沸腾制粒机、高速搅拌制粒设备、喷雾制粒设备、多功能流化制粒包衣机、干法制粒设备等。

2. 材料：_____。

三、实训指导

中药颗粒剂制粒的程序一般是将浓缩到一定比重范围的浸膏按比例与辅料混合，必要时加适量的润湿剂，整粒，干燥。主要有以下两种制粒方法。

1. 湿法制粒

湿法制粒是指将药物和辅料的粉末混合均匀后加入液体黏合剂制备颗粒的方法。湿法制粒又包括挤压制粒、高速搅拌制粒、流化制粒、喷雾干燥制粒等。

（1）挤出制粒　将赋形剂（混悬性颗粒则为部分药材细粉或加赋形剂）置适宜的容器内混合均匀，加入药物稠膏（或干膏粉）搅拌混匀，必要时加适量一定浓度的乙醇调整湿度，制成"手捏成团、轻按即散"的软材。再以挤压方式通过筛网（板）（10～14目）制成均匀的颗粒。

赋形剂的用量，可根据稠膏的相对密度、黏性强弱适当调整，一般稠膏：糖粉：糊精的比例为1：3：1。也可单用糖粉为辅料。辅料总用量一般不宜超过稠膏的5倍。

挤出制粒，小量制备可用手工制粒筛，大生产多用摇摆式颗粒机，而黏性较差药料宜选用旋转式制粒机制粒。

（2）高速搅拌制粒　将固体辅料或药物细粉与稠膏（直接或由送料口加入）置快速搅拌制粒机的盛器内，密闭。开动机器，通过调整搅拌桨叶和制粒刀的转速可控制粒度的大小。

（3）流化喷雾制粒　目前多用于不加糖或低糖型颗粒剂的制备。制粒用辅料粒度40～60目。颗粒呈多孔状，大小均匀，外形圆整，流动性好。

2. 干法制粒

系在干燥浸膏粉末中加入适宜的辅料（如干黏合剂），混匀后，加压成片，整理到符合要求的粒度。根据压制大片剂或片状物时采用的设备不同，干法制粒可分为4种：重压法制粒、滚压法制粒、流化造粒、离心造粒。

近年来新辅料的出现将逐步替代以糖为核心的工艺，从而进一步提高产品质量。

四、实训提示

1. 生产工艺管理要点：投料时不宜过多，以容积的 2/3 为宜。
2. 质量控制要点：颗粒粒度分布、颗粒流动性。

五、实训内容

（一）小青龙颗粒的制备

【处方】麻黄 154g、桂枝 154g、白芍 154g、干姜 154g、细辛 77g、炙甘草 154g、法半夏 231g、五味子 154g。

【制法】（1）细辛、桂枝切碎洗净，加入 2000ml 水直火蒸馏，提取挥发油，收集蒸馏液。

（2）细辛、桂枝药渣与白芍、麻黄、五味子、甘草加水煎煮至味尽，合并煎液，滤过，滤液和蒸馏后的水溶液合并，浓缩至约 1000ml。

（3）法半夏、干姜粉碎成粗粉，用 70% 乙醇（药材量的 6～8 倍）作溶剂，浸渍 24h 后，进行渗漉，收集渗漉液约 2000ml，回收乙醇，与上述药液合并，静置，滤过，滤液浓缩至相对密度为 1.35～1.38（80℃）的清膏。

（4）制颗粒　加入清膏 3 倍量的蔗糖粉（过 80～100 目筛），混匀制成软材，过 10～14 目制成湿颗粒。

（5）干燥　将湿颗粒置烘箱内，60～80℃烘干。

（6）整粒　将颗粒用一号（10 目）和四号（60 目）双层筛进行筛选，收集通过一号筛，不通过四号筛的颗粒，喷入上述细辛、桂枝的挥发油，混匀，制成 1000g，即得。

（二）双黄连颗粒剂的制备

【处方】金银花 150g、黄芩 150g、连翘 300g。

【制法】黄芩加水煎煮 3 次，第 1 次 2h，第 2、3 次各 1h，合并煎液，滤过，滤液浓缩至相对密度 1.05～1.10（80℃），于 80℃加 2mol/L 盐酸溶液调节 pH 值 1.0～2.0，保温 1h，静置 24h，滤过，沉淀用水洗至 pH 值 5.0，继续用 70% 乙醇洗至 pH 值 7.0，低温干燥，备用。金银花、连翘加水温浸 30min 后，煎煮 2 次，每次 1.5h，分次滤过，合并滤液，浓缩至相对密度 1.20～1.25（70～80℃）的清膏，冷至 40℃时，搅拌下缓缓加入乙醇，使含醇量达 75%，充分搅拌，静置 12h，滤取上清液，残渣加 75% 乙醇适量，搅匀，静置 12h，滤过，合并乙醇液，回收乙醇至无醇味，并浓缩成相对密度 1.30～1.32（60～65℃）的清膏，减压干燥，与上述黄芩提取物粉碎成细粉，加入糊精等辅料适量，混匀，制成颗粒，干燥。

（三）板蓝根颗粒剂的制备

【处方】板蓝根清膏 1.0kg、蔗糖粉 15.0～16.0kg、50% 乙醇适量。

【制法】（1）蔗糖粉碎　执行《粉碎岗位标准操作规程》操作，领取蔗糖，复核重量及标签内容与实物是否一致，无误后，将蔗糖用粉碎机粉碎，过 80 目筛。粉碎后装入洁净容器中，称重，贴物料标签。计算药材粉碎收率。

（2）取板蓝根清膏置槽形混合机内，加入适量蔗糖粉混合均匀，再加入适量 50% 乙醇制成软材。制软材时，要求软材在混合机中能"翻滚成浪"，并"握之成团，轻压即散"。可通过加入适量乙醇调节软材的干湿。

（3）将软材用摇摆式制粒机过 14 目尼龙筛网制粒，随时检查筛网有无穿漏、并随时检查湿颗粒质量，要求颗粒大小均匀、松散适宜，无长条、结块现象。

（4）湿粒制得后应立即干燥，并控制干燥温度在 70℃左右。将湿粒置于烘箱不锈钢托盘上，注意平铺均匀，待基本干燥后翻动，以提高干燥效率。

（5）干粒用 16 目和 60 目振动分筛机整粒，颗粒进行质量检查。

（6）采用颗粒自动包装机进行包装。

典型工作任务：

规格		投料日期		批产量	
工艺规格					
原辅料的批号和理论用量					
原辅料名称	规格	单位	理论量	损耗量	合计
备注:本指令发至:固体制剂车间					
签发		日期		××××年××月××日	
签收		日期		××××年××月××日	

子任务一　配料

参见模块三　中药固体制剂实验实训 37 页　配料。

子任务二　粉碎、过筛

参见模块三　中药固体制剂实验实训 40 页　粉碎、混合。

子任务三　制粒

制粒是将粉末、熔融液、水溶液等状态的物料经加工制成具有一定形状与大小的粒状物的操作。

一、实训目的

1. 熟练掌握制粒岗位标准操作规程，掌握制粒管理要点和质量控制要点；能对制粒生产中出现的问题进行判断和解决。

2. 能正确使用制粒设备进行生产操作；正确称量。

3. 学会对制粒设备进行清洁和日常保养；正确填写制粒的相关生产记录；正确进行清场。

4. 具备颗粒剂生产过程中的安全环保知识、药品质量管理知识、药典中颗粒剂的质量标准知识。

5. 学会突发事件（如停电等）的应急处理。

二、实训设备及材料

（一）常用设备

1. FL-3 沸腾制粒机。
2. 高速搅拌制粒设备。
3. 喷雾制粒设备。
4. 多功能流化制粒包衣机。
5. 干法制粒设备。

（二）实训设备

KLJ-160B 摇摆式颗粒机　本机主要用于生产各种规格的成型颗粒，它将调配合适的湿物料混合物放入料仓中，通过刀轮的回摆运动，将物料从筛网中挤出，而成为颗粒剂，再将颗粒烘干成各种成品。

（三）材料

_____提取物、淀粉、糊精、糖粉、50％乙醇。

三、实训内容

（一）生产前准备

1. 操作人员按一般生产区人员进入标准进行更衣，进入称量操作间。
2. 检查生产所需文件是否齐全。
3. 仔细核对批生产指令和产品批生产记录的有关指令是否一致，是否明确产品名称、规格、剂型、批号、生产批量、生产周期、生产日期等。
4. 检查生产场所清洁、卫生，是否符合该区卫生要求，有清场状态标识并在清场有效期内，是否有质量技术部 QA 人员签发的清场合格证。
5. 复核所用物料是否正确，容器外标签是否清楚，内容与标签是否相符，复核重量、件数。
6. 检查使用的周转容器及生产用具是否洁净，有无破损。
7. 有无生产状态标识。
8. 检查后做好记录。

（二）生产操作

1. 取下已清洁状态标识牌，换上设备运行状态标识牌。
2. 根据生产指令按规定程序领取物料。
3. 严格按工艺规程和称量配料标准操作规程进行配料。
4. 称量配料过程中要严格实行双人复核制，并做好记录并签字。
5. 按工艺处方要求和黏合剂配制标准操作程序配合黏合剂。
6. 制粒时严格按生产工艺规程和一步制粒标准操作程序进行操作。
7. 操作中重点控制黏合剂的用量、制粒时间及烘干温度和烘干时间，保证颗粒质量符合标准。

8. 生产完毕，按规定进行物料移交，并认真填写各项记录。

9. 工作期间严禁串岗、脱岗，不得做与本岗无关之事。

10. 工作结束或更换品种时，严格按本岗清场操作规程进行清场。经质检员检查合格后，挂标识牌。

（三）清场

1. 按《清场管理制度》、《容器具清洁管理制度》及台秤的清洁程序，搞好清场和清洗卫生。

2. 为了保证清场工作质量，清场时应遵循先上后下，先外后里，一道工序完成后方可进行下道工序作业。

3. 清场后，填写清场记录，上报 QA 质检员，经 QA 质检员检查合格后挂《清场合格证》。

（四）记录

操作完工后填写原始记录、批记录。

（五）KLJ-160B 摇摆式颗粒机设备标准操作规程

1. 岗位操作人员根据生产指令核对上一工序递交的物料。

2. 开机，合上出料阀控制按钮和气密封控制按钮。

3. 将工艺规程中规定的主、辅料加入混合桶，关上混合桶盖，按工艺规程设定混合速度，启动搅拌。

4. 主、辅料充分混合后，按工艺规程加入黏合剂，根据实际情况调整搅拌桨转速，使物料得到充分润湿。

5. 物料充分润湿后，设定绞碎刀的转速，合上绞碎按钮，将物料制成颗粒。

6. 制粒结束后，调低搅拌桨转速，打开出料阀，将混合颗粒从出料口放入洁净的物料桶中。

7. 出料后称重，在容器外贴标识，填写批生产记录。

8. 由车间 QC 人员检测粒度是否符合产品工艺要求。

9. 检测合格后，将上述物料及批生产记录一同递交下一工序。

四、实训提示

（一）生产工艺管理要点

投料时不宜过多，以容积的 2/3 为宜。

（二）质量控制要点

1. 颗粒粒度分布。

2. 颗粒流动性：休止角 45°。

（三）安全操作注意事项

1. 将两棘轮杆从料仓端面两孔插入，使钢丝软网平直、无皱折、两端头余量基本均等。

2. 分别转动左右两棘轮杆，使钢丝软网缠绕在两棘轮杆上，直至将钢丝软网拉紧。

3. 固定好两侧有机玻璃板。

五、实训思考

写出摇摆式颗粒机主要部件名称并指出其位置。

六、实训记录

黏合剂（润湿剂）配制记录

编号：_____

产品名称	规格	批号	执行工艺规程编号	日期

配制人：		复核人：		班次：

黏合(润湿)剂浓度		理论配制量		实际配制量	

辅料及溶剂名称	批号	检验单号	理论投料量	实际投料量

配制方法：

备　注：

工序班长：　　　　　　　　　　QA：

制粒生产前确认记录

年　　月　　日　　班

产品名称：　　　　　　　　规格：　　　　　　　批号：

A 颗粒制造岗位需执行的标准操作规程
1. 制粒岗位标准操作规程(　　　　　)
2. 制粒岗位清洁规程(　　　　　　)
3. [高效湿法制粒机]标准操作规程(　　　　　)
4. [沸腾干燥机　　]标准操作规程(　　　　　)
5. [　　　　　　　]标准操作规程(　　　　　)
6. [　　　　　　　]标准操作规程(　　　　　)
7. [　　　　　　　]标准操作规程(　　　　　)

B 操作前检查项目

序号	项　　目	是	否	操作人	复核人
1	是否有上批清场合格证				
2	生产用设备是否有"完好"和"已清洁"状态标识				
3	容器具是否齐备，并已清洁干燥				
4	是否调节磅秤、台秤及其他计量器具的零点				

备注

制粒生产记录

编号：×××××

产品名称	批 号	规 格	班次	执行工艺规程编号	日期

工序	项 目	参数	操作	操作人	复核人
混合制粒	配料量/kg				
	开始时间	混合制粒时间应为（　　）分钟			
	结束时间				
	搅拌功率				
	搅拌速度				
	黏合剂用量				
	颗粒筛目				
干燥过筛	干燥温度				
	开始时间	干燥总时间应为（　　）分钟			
	结束时间				
	干粒筛目				

称重	净重：　　　kg 桶数：	称重人：	复核人：

物料平衡：

$$\frac{颗粒总量+本批头子+废弃量}{总投料量}\times 100\%$$

备注：

工序班长：	QA：

子任务四　干燥

干燥指利用热能将湿物料中的水分气化除去，从而得到干燥物料的操作过程。

一、实训目的

1. 熟练掌握干燥岗位标准操作规程，掌握干燥管理要点和质量控制要点；能对干燥生产中出现的问题进行判断和解决。

2. 能正确使用干燥设备进行生产操作；正确称量。

3. 学会对干燥设备进行清洁和日常保养；正确填写干燥的相关生产记录；正确进行清场。

二、实训设备及材料

1. 常用设备：箱式干燥器、CT-C 型热风循环烘箱、XF-500 型沸腾干燥机、远红外线加热干燥器、微波加热干燥器、真空干燥器、喷雾干燥器等。
  （1）减压干燥设备。
  （2）沸腾干燥设备。
  （3）喷雾干燥设备。
  （4）冷冻干燥设备。
  （5）微波干燥设备。
2. 实训设备：CT-C 型热风循环烘箱。
3. 材料：_____颗粒。

三、实训内容

（一）生产前准备

1. 操作人员按一般生产区人员进入标准进行更衣，进入干燥操作间。
2. 检查生产所需文件是否齐全。
3. 检查生产设备运转是否正常。
4. 检查生产场所清洁、卫生，是否符合该区卫生要求，有清场状态标识并在清场有效期内，是否有质量技术部 QA 人员签发的清场合格证。
5. 检查所用设备、容器具是否符合清洁要求，有清洁合格标识。
6. 检查设备内是否有上次生产的遗留物料。
7. 检查干燥设备生产状态标识。
8. 检查后做好记录。

（二）生产操作

1. 岗位操作人员根据批生产指令从上一工序接收物料。
2. 将湿粒铺在烘盘中，厚度以不超过 2.5cm 为宜，容易变质的药物宜更薄些。
3. 根据物料的特点设定合适的温度。
4. 待湿粒基本干燥时要定时进行翻动，使颗粒烘干均匀，但不要过早翻动，以免破坏湿粒结构，使细粉增加。
5. 设备运转时，操作人员严禁离开岗位，密切注意常压烘干柜的显示参数，避免发生危险。
6. 烘干完成后，待烘干柜温度下降至常温后方可打开柜门，将颗粒从烘干柜中取出转入下道工序。
7. 及时填写生产原始记录。

（三）清场

1. 按《清场管理制度》、《容器具清洁管理制度》及干燥的清洁程序，搞好清场和清洗卫生。
2. 为了保证清场工作质量，清场时应遵循先上后下，先外后里，一道工序完成后方可进行下道工序作业。

3. 清场后，填写清场记录，上报 QA 质检员，经 QA 质检员检查合格后挂《清场合格证》。

（四）记录

操作完工后填写原始记录、批记录。

（五）热风循环烘箱设备标准操作规程

1. 核对物料的品名、批号、存放地点无误。

2. 先打开热风循环烘干，并按《热风循环烘箱操作 SOP》的程序，调整温度等相关参数，将需要烘干的颗粒缓缓倒入烘干盘中，注意颗粒厚度不得超过 2.5cm，然后将烘干盘放入烘干车后装入热风循环烘箱，关闭热风循环烘箱门，打开电源进行烘干。

3. 设备运转时，操作人员严禁离开岗位，避免发生危险。

4. 烘干完成后，待热风循环烘箱温度下降到常温。

5. 及时填写生产原始记录。

（六）清洁程序

1. 清洁频次

① 热风循环烘箱内壁每次使用前后清洁一次；外壁每天清洁一次。

② 如清洁后 72h 未投入使用，则应按本规程重新清洁。

③ 特殊情况随时清洁。

2. 清洁工具：纱布。

3. 清洁剂：饮用水。

4. 清洁方法

① 每次使用前后，用半干抹布浸饮用水擦拭设备内侧门及内部至洁净，再用干抹布擦拭至干燥。

② 每天生产结束后，用纱布浸饮用水擦拭设备外表面。

5. 设备清洁后做好清洁记录。

6. 检查验收标准：清洁后设备洁净、无污渍。

7. 清洁工具每次使用后应按《清洁工具清洁标准操作规程》进行清洗和存放。

四、实训提示

（一）生产工艺管理要点

注意烘箱的温度。

（二）质量控制要点

进出风温度。

（三）安全操作注意事项

1. 进出物料时注意不要烧伤。

2. 进出物料的温度尽量降至 40℃以下。

五、实训思考

1. 能说出热风循环烘箱的使用注意。

2. 写出湿颗粒干燥的质量控制点。

六、实训记录

干燥生产记录

烘 房 干 燥											
进烘时间					翻烘时间						
出烘时间					干燥总时						

子任务五 整粒

整粒的原因是在干燥过程中湿颗粒会发生粘连、结块等现象。为获得具有一定粒度的均匀颗粒，一定要进行整粒。具体整粒所选择的筛网目数要依据产品的特性而定。

一、实训目的

1. 熟练掌握整粒分级岗位标准操作规程，掌握整粒分级管理要点和质量控制要点；能对整粒分级生产中出现的问题进行判断和解决。

2. 能正确使用整粒分级设备进行生产操作；正确称量。

3. 学会对整粒分级设备进行清洁和日常保养；正确填写整粒分级的相关生产记录；正确进行清场。

二、实训设备及材料

1. 常用设备：快速整粒机等。

2. 实训设备：筛网。

3. 材料：_____颗粒。

三、实训内容

（一）生产前准备

1. 操作人员按一般生产区人员进入标准进行更衣，进入整粒间。
2. 检查生产所需文件是否齐全。
3. 检查生产设备运转是否正常，筛网有无破损。
4. 检查生产场所清洁、卫生，是否符合该区卫生要求，有清场状态标识并在清场有效期内，是否有质量技术部 QA 人员签发的清场合格证。
5. 检查所用设备、容器具是否符合清洁要求，有清洁合格标识。
6. 检查设备内是否有上次生产的遗留物料。
7. 检查制粒干燥室生产状态标识。
8. 检查后做好记录。

（二）生产操作

1. 岗位操作人员根据生产指令核对上一工序递交的物料。
2. 根据产品工艺对颗粒粒度的要求安装相应孔径大小的筛网。
3. 将洁净物料桶放在出料口下，由进料斗投入物料，投料后关闭进料口顶盖。
4. 接通电源，确认接地线连接。
5. 启动设备进行整粒。
6. 出料后称重，在容器外贴标识，填写批生产记录。
7. 将上述物料及批生产记录一同递交下一工序。

（三）清场

1. 生产结束时，将本工序生产出的合格产品的箱数计数，挂上标签，送到指定位置存放。
2. 将生产记录按批生产记录管理制度填写完毕，并交予指定人员管理。
3. 按一般生产区清洁消毒规程对本生产区域进行清场，并有清场记录。

（四）记录

操作完工后填写原始记录、批记录。

四、实训提示

（一）生产工艺管理要点

1. 按正确步骤将粉碎整粒后的物料进行收集。
2. 选择合适的筛网目数。

（二）质量控制要点

整粒机的筛网目数。

五、实训思考

1. 写出整粒的操作过程。
2. 写出整粒机的清洁程序。
3. 写出整粒分级混合的质量控制点。

六、实训记录

整粒生产记录

品名		规格		批号	
温度		日期		班次	
清场标志	□符合　□不符合	执行标准		执行整粒标准操作规程	
领料数量		领料人			
整粒	筛网目数			操作人	
设备运转情况					
合格品收得率					
结论		检查人			
备注					
工序班长		QA			

整粒工序清场记录

年　月　日

	清场前产品名称		规格		批号	
	清场内容及要求	工艺员检查情况		质检员检查情况		备注
1	设备及部件内外清洁,无异物					
2	无废弃物,无前批遗留物					
3	门窗玻璃、墙面、地面清洁,无尘					
4	地面清洁,无积水					
5	容器具清洁无异物,摆放整齐					
6	灯具、开关、管道清洁,无灰尘					
7	回风口、进风口清洁,无尘					
8	地漏清洁、消毒					
9	卫生洁具清洁,按定置放置					
10	其他					
	结　　论					
清场人		工艺员		质检员		

子任务六 分剂量内包装

药品内包装指药品生产企业的药品和医疗机构配置的制剂所使用的直接接触药品的包装材料和容器。内包装应保证药品在生产、运输、贮存及使用过程中的质量，且便于临床使用。

一、实训目的

1. 熟练掌握颗粒剂分装岗位标准操作规程，掌握颗粒剂分装管理要点和质量控制要点；能对颗粒剂分装生产中出现的问题进行判断和解决。

2. 能正确使用颗粒剂分装设备进行生产操作；正确称量。

3. 学会对颗粒剂分装设备进行清洁和日常保养；正确填写颗粒剂分装的相关生产记录；正确进行清场。

二、实训设备及材料

1. 常用设备：颗粒自动包装机。

2. 实训设备：颗粒自动包装机。

3. 材料：_____颗粒。

三、实训内容

（一）生产前准备

1. 操作人员按一般生产区人员进入标准进行更衣，进入颗粒内包操作间。

2. 检查生产所需文件是否齐全。

3. 检查生产设备运转是否正常。

4. 检查生产场所清洁、卫生，是否符合该区卫生要求，有清场状态标识并在清场有效期内，是否有质量技术部 QA 人员签发的清场合格证。

5. 检查所用设备、容器具是否符合清洁要求，有清洁合格标识。

6. 检查设备内是否有上次生产的遗留物料。

7. 检查颗粒内包装室生产状态标识。

8. 检查后做好记录。

（二）生产操作

1. 岗位操作工根据批生产指令领取包装材料及从上一工序接收物料。

2. 清点数量，检查包装辅料的检验合格报告单、合格证。检查物料的检验合格报告单、批生产记录及标识。

3. 安装好包装物料。

4. 调整正确落料时机。转动离合器手柄，使上离合器与下离合器相互啮合，并转动主电机传动带，使两热封器体处于刚刚闭合状态，这时物料能下落进入包装袋中，当容杯转到成形器中间位置时，下料门完全打开，为正确落料时机。

5. 充填物料运行。

6. 检查包装物料重量。

7. 包装速度调整：在设备运行状态下旋转调速手轮。

8. 停机位置调整：如设备停机位置不正确（热封器体未处于张开位置），调整准停凸轮,使两热封凸轮达到最低点时,两热封器体张开,准停凸轮的高点中间对正准停接近开关。

9. 生产运行:装上安全防护罩,打开计数开关或清零,将物料装入料斗,进行正常生产成品的计数。

10. 包装初始检查装量差异,并调整设备直至符合要求。生产过程中也应视情况抽查装量,并根据结果进行调整。

11. 包装结束后,由车间 QC 人员进行半成品检测。检验合格后,在容器外贴标识,填写生产记录。

12. 将上述物料及批生产记录一同递交下一工序。

(三) 清场

1. 按《清场管理制度》、《容器具清洁管理制度》及散剂分装机的清洁程序,搞好清场和清洗卫生。

2. 为了保证清场工作质量,清场时应遵循先上后下,先外后里,一道工序完成后方可进行下道工序作业。

3. 清场后,填写清场记录,上报 QA 质检员,经 QA 质检员检查合格后挂《清场合格证》。

(四) 记录

操作完工后填写原始记录、批记录。

(五) 颗粒剂分装机设备标准操作规程

1. 打开操作面板各按键开关。

2. 检查机器上安装的容量杯与制袋用的成型器是否与所需求的相符,包装材料是否符合使用要求。

3. 用手将离合器手柄逆时针转动,使上离合器与下离合器脱落。

4. 用手逆时针方向转动上转盘一周,在旋转过程中,下转盘下方的下料门应能够顺利地打开或关闭。

5. 将包装材料装在架纸轴上,并装上挡纸轮及挡套,把装好包装材料的架纸轴放在架纸板上,注意包装材料的印刷面方向应与机器图示相符,将包装材料与成型器对正,使挡纸轮及挡套夹紧包装材料并拧紧手旋钮。

6. 走空袋试运行,可在空袋运行中对相关部位进行仔细的检查和细微的调整。

(六) 清洁程序

1. 清洁工具:水桶、丝光毛巾。

2. 清洁剂:饮用水、纯化水。

3. 消毒剂:75%乙醇。

4. 清洗频次

① 每批生产结束后清洁 1 次。

② 每周生产结束后彻底清洁、消毒 1 次。

③ 更换生产品种后彻底清洁、消毒 1 次。

5. 清洁对象:颗粒自动包装机。

6. 清洁地点:在线清洁。

7. 清洁方法

① 排除机内的残留物料。

② 将物料桶及出料管拆下后拿到容器室清洗室用饮用水清洗，再用纯化水冲洗至清洁。

③ 充填螺杆用丝光毛巾蘸饮用水擦拭，再用纯化水擦拭至洁净。

④ 用丝光毛巾蘸饮用水擦拭设备外壁，若遇无法清洁的污渍，先用65℃饮用热水冲洗并刷洗至洁净，再用丝光毛巾蘸饮用水擦净。

8. 颗粒自动包装机的消毒

① 按上述"7. 清洁方法①~④"程序进行清洁。

② 用丝光毛巾蘸消毒剂擦拭设备内表面。

③ 用纯化水清洗擦拭设备至消毒剂无残留。

④ 做好清洁、消毒记录。

四、实训提示

（一）生产工艺管理要点

1. 下料速度。

2. 下料时间间隔。

（二）质量控制要点

1. 包装袋外观。

2. 热封温度。

3. 批号。

4. 每袋重量。

（三）安全操作注意事项

1. 使用前注意零部件的辨认、检查。

2. 每次使用完毕，必须关掉电源，方可进行清洁。

五、实训思考

1. 写出颗粒剂自动包装机的主要部件名称并指出其位置。

2. 写出颗粒剂分剂量包装的质量控制点。

六、实训记录

颗粒剂分剂量包装记录

室内温度		相对湿度		生产日期		班次	
品　名	批　号	分装规格	理论装量	理论产量	操作人员		温度
清场标志	□ 符合 □ 不符合		执行散剂分装标准操作程序				
内包材料/kg							
材料名称	批　号	领用量	实用量	结余量	损耗量		操作人
颗粒/kg							
领用数量		实用量		结余量	废损量		操作人

分装检查记录									
机台号	时间								操作人
	装量								
	时间								
	装量								

平 均 装 量		包 装 质 量	
包装合格品数(袋)		检 查 人	

$$合格品收率 = \frac{合格品数}{理论产量} \times 100\% = \frac{\quad\quad}{\quad\quad} \times 100\% =$$

$$物料平衡 = \frac{实用数量 + 废损量}{领用数量} \times 100\% = \frac{\quad\quad}{\quad\quad} \times 100\% =$$

偏差情况		检 查 人	

工艺员:

子任务七 外包装

参见(本模块 53 页 外包装)

实验实训三 制备胶囊剂

任务一 手工制备硬胶囊剂

一、实验目的

1. 掌握制备硬胶囊剂的方法。
2. 掌握胶囊板手工填充硬胶囊的方法。
3. 掌握正确评价硬胶囊剂的质量。

二、实验指导

硬胶囊剂是将药物填装于硬胶囊中制成的固体剂型。中药硬胶囊剂的制备关键在于药材的处理与填装。根据药材性质及体积的不同,可将药材全部粉碎成细粉或将药材制成半浸膏与浸膏粉,直接填充用,也可将药粉制成颗粒或微丸供填装用。硬胶囊的制备工艺流程为:空胶囊的制备→药物处理→药物填充→胶囊的封口→除粉和磨光→质检→包装。填装的操作要点在于填装均匀,对于流动性差的药粉,可加入适宜的辅料或制成颗粒,以增加其流动性，减少药物分层，保证装量准确。填装的方法有手工填充与机械灌装两种。

本实验是将药物与适宜辅料混合均匀，用胶囊板手工填充而制得硬胶囊。制得的成品按《中国药典》2015 版胶囊剂通则中有关规定做质量检查。

手工胶囊填充板主要由四块板组成，分别是：体板、中间板、帽板、框板。

手工胶囊填充板操作过程：①体胶囊的排列：把体板平整放好，接着把框板放在体板上，将体胶囊放入框内，然后拿起体板和框板左右摆动，胶囊会一一掉入体板，掉满后，拿出框板，把上面多余体胶囊倒入胶囊袋；②帽胶囊的排列：与体胶囊排列操作类同；③充填粉剂：将药粉放在体板上，用刮药粉板在体板上来回地刮，待装满药粉后，刮去体板上多余的药粉；④胶囊体帽结合：将中间板无缺口的一面对准放在帽板上，使帽口子高出面板部分，进入中间板孔中，翻转 180°，对准放在体板上，来回轻轻推压几下，胶囊帽口与体口稍微结合，用力压即可；⑤收集填充物：取出帽板、中间板，将锁好的胶囊从中间板上倒出；⑥成品进行灭菌，质量检查，合格后，包装，得所需药品的胶囊成品。

三、实验内容

盐酸小檗碱（黄连素）硬胶囊剂的制备

【处方】盐酸小檗碱 10g、淀粉 10g、淀粉浆（10％）适量、硬脂酸镁 0.15g。

【制法】取盐酸小檗碱粉碎，过 80 目筛，与淀粉混匀，加入淀粉浆适量，拌和制成软材，压过 80～100 目筛制粒，于 60～70℃干燥，整粒，加入硬脂酸镁，混合均匀，装入胶囊，即得。

【质量检查】

1. 外观：表面光滑、整洁、不得粘连、变形和破裂，无异臭。

2. 装量差异检查：胶囊剂装量差异限度，应符合表 3-4 规定。

表 3-4　胶囊装量差异限度

胶囊剂内容物的平均装量	装量差异限度
0.3g 以下	±10％
0.3g 或 0.3g 以上	±7.5％

检查方法：取供试品 20 粒，分别精密称定重量后，倾出内容物（不能损失囊壳），硬胶囊壳用小刷或其他适宜的用具（如棉签等）拭净，再分别精密称定囊壳重量，求得每粒内容物装量与平均装量。每粒装量与平均装量相比较，超出装量差异限度的胶囊不得多于 2 粒，并不得有 1 粒超出装量差异限度的 1 倍。

3. 崩解时限：除另有规定外，取供试品 6 粒，照硬胶囊剂崩解时限项下方法检查，各粒均应在 30min 以内全部崩解并通过筛网（囊壳碎片除外），如有 1 粒不能全部通过，应另取 6 粒复试，均应符合规定。

四、实验思考

1. 比较中药硬胶囊剂与散剂、片剂的异同点（从制法、质量要求、临床应用等方面考虑）。

2. 写出手工胶囊填充板的组成。

3. 描述手工胶囊填充板填充步骤及注意事项。

任务二　机器制备硬胶囊剂

一、实训目的

1. 熟练掌握填充岗位标准操作规程，掌握填充管理要点和质量控制要点；能对填充生产中出现的问题进行判断和解决。

2. 能正确使用填充设备进行生产操作；正确称量。

3. 学会对填充设备进行清洁和日常保养；正确填写填充的相关生产记录；正确进行清场。

4. 具备胶囊剂生产过程中的安全环保知识、药品质量管理知识、药典中硬胶囊剂的质量标准知识。

5. 学会突发事件（如停电等）的应急处理。

二、实训设备及材料

1. 实训设备：半自动胶囊充填机、全自动胶囊充填机等。

2. 材料：_____。

三、实训指导

半自动胶囊充填机主要由三大部分组成，分别为播囊机构、充填结构、锁紧机构三部分。

半自动胶囊充填机操作过程：确认半自动胶囊充填机设备运行完好，往加料斗分别装入合格的物料、合适的空心胶囊；接通本机电源，调整调压器，调出合适压力，拧开急停按钮，调节电脑控制板上参数，将模具在播囊管下方放好，分别按真空按钮、播囊按钮，空心胶囊从料斗插取到播囊管中，放出一排胶囊（播囊下方设有簧片开关，当播囊管受到扇形齿轮带动下落至下方时，开关受碰铁作用放出一排胶囊，播囊管关闭），胶囊调头、分离；将已装满空白胶囊的模具放在充填位置上，取出上模板，按充填按钮，进行充填，盖上上模板，取出已装满药料胶囊的模具，对准顶针放置，盖上挡板，轻踏脚踏阀，使顶胶囊气缸动作，胶囊锁紧，推动胶囊模具，顶针复位，胶囊顶出，流入集囊箱。进行灭菌，成品质量检查，合格后，包装，得所需药品的胶囊成品。

全自动胶囊充填机主要由机座和电控系统、液晶界面、播囊装置、旋转工作台、药物料斗、充填装置、胶囊扣合装置、胶囊导出装置组成。

全自动胶囊充填机操作步骤：按下"电源开关"中的绿色按钮，电源接通。缓慢调节"振动强弱调节旋钮"，顺时针方向旋转，此时与"振动支架"联为一体的整理盘开始振动，用手触摸整理盘，凭感觉调整到一定振荡强度。将装粉胶囊壳放入"装粉胶囊壳整理盘"内。将胶囊帽盖放入"胶囊帽盖整理盘"内。整理盘用有机玻璃板制作，上面钻有许多上大下小漏斗型的圆孔，圆孔直径与胶囊号码直径相对应。装粉胶囊壳和胶囊帽盖即掉入圆孔中，开口朝上。如遇个别开口朝下时，可用胶囊帽盖向下轻轻压套，即可套出。水平手持装粉胶囊壳接板，在整理盘下部往里轻轻一推，整理盘中的装粉胶囊壳就会往下掉入接板圆孔中，随后取出接板。同样的方法，用胶囊帽盖接板取出胶囊帽盖。可预先准备一个药粉方盘，内装药粉，将装粉胶囊壳接板平放在药粉方盘中。再将随机配的有机玻璃框罩在装粉胶囊接板上，用小撮斗铲药粉放入框内，框边一刮，即可装满药粉，并把多余药粉刮掉。用随机配的胶囊帽盖套装板，放在胶囊帽盖接板上，有对位孔，易放置。翻转胶囊帽盖接板，使胶囊开口朝下，套在已装好药粉的装粉胶囊壳接板上，也有对位孔，易套合。将已套合的胶囊板放入"胶囊戴帽成型板"下面的空腔中，用手向下扳动"压杆"并到位，无须担心用力过大，因为有定位机构控制下压高度。取出套合胶囊板，倒出胶囊即可。

四、实训提示

1. 生产工艺管理要点：随时进行胶囊剂监控、注意外观检查。
2. 质量控制要点：外观、硬度、崩解时限、装量差异。

五、实训内容

（一）五仁醇胶囊的制备

【处方】五仁醇浸膏适量（含总五味子素 10g），碳酸钙 210g，淀粉 21g。

【制法】将碳酸钙与淀粉混匀，过筛，再与用乙醇适量稀释的浸膏混匀，过七号筛，于 60～70℃烘干，装胶囊，共制成 1000 粒，每粒含总五味子素 10mg 即可。

注：五仁醇浸膏的制备：取五味子粉碎后，用 75％乙醇回流提取，第 1 次加入相当药材 4 倍量乙醇回流 3h，第 2 次加入 3 倍量乙醇回流 1h。合并乙醇提取液，静置 48h，弃去沉淀，上清液减压回收乙醇得稠膏，再用 90％乙醇倍量、半倍量回流 2 次，收集回流液，减压回收乙醇后即得五仁醇浸膏。测定浸膏中总五味子素含量后投料。

（二）左金胶囊的制备

【处方】黄连 1284g，吴茱萸 214g。

【制法】以上二味，取吴茱萸 71g，粉碎成细粉，剩余的吴茱萸与黄连用 60％乙醇加热回流提取 3 次，第 1 次 3h，第 2 次 2h，第 3 次 1.5h，合并提取液，滤过，回收乙醇并浓缩成稠膏，加入吴茱萸细粉，混匀，烘干，粉碎，加入适量淀粉，混匀，装入胶囊，制成 1000 粒，即得。

【性状】本品为硬胶囊，内容物为红棕色至棕褐色的颗粒和粉末；气特异，味苦。

（三）银翘解毒胶囊的制备

【处方】金银花 200g，连翘 200g，薄荷 120g，荆芥 80g，淡豆豉 100g，牛蒡子（炒）120g，桔梗 120g，淡竹叶 80g，甘草 100g。

【制法】以上九味，金银花、桔梗分别粉碎成细粉，薄荷、荆芥提取挥发油，蒸馏后的水溶液另器收集；药渣与连翘、牛蒡子、淡竹叶、甘草加水煎煮两次，每次 2h，合并煎液，滤过，滤液备用；淡豆豉加水煮沸后，于 80℃温浸两次，每次 2h，合并浸出液，滤过，滤液与上述滤液及蒸馏后的水溶液合并，浓缩成稠膏，加入金银花、桔梗细粉，混匀，制成颗粒，干燥，放冷，喷加薄荷等挥发油，混匀，制成 1000 粒胶囊，即得。

【性状】本品为硬胶囊，内容物为浅棕色至棕褐色的颗粒，气芳香，味苦辛。

六、实训记录

产品名称				产品批号		
规格				批产量		
指令依据	《 生产指令的制定及使用管理规程 》					
原辅料			消耗定额			备注
原辅料名称	规格	单位	理论量	损耗量	合计	
备注:本指令发至:固体制剂车间						
签发			日期			
签收			日期			

子任务一 配料

参见 （模块三 中药固体制剂实验实训 37 页 配料）

子任务二 粉碎、过筛

参见 （模块三 中药固体制剂实验实训 40 页 粉碎、过筛）

子任务三 制粒

参见 （模块三 中药固体制剂实验实训 60 页 制粒）

子任务四 干燥

参见 （模块三 中药固体制剂实验实训 64 页 干燥）

子任务五 整粒

参见 （模块三 中药固体制剂实验实训 67 页 整粒）

子任务六 充填药物

硬胶囊囊心药物的填充形式有粉末、颗粒、微丸，填充基本采用定量容积法。

一、实训目的

熟练掌握填充岗位标准操作。

二、实训设备及材料

1. 常用设备：全自动胶囊充填机、半自动胶囊充填机等。

（1）手动胶囊填充板。

（2）半自动胶囊填充机。

（3）自动胶囊填充机。

2. 实训设备：半自动胶囊充填机或自动胶囊充填机。

采用编程控制系统、触摸面板操作，无级变频调速、气动联合控制，及电子自动记数装置，能分别自动完成胶囊的就位、分离、充填、锁紧等动作。充填剂量准确，操作方便，机身及工作台面采用不锈钢制造，产品符合国家 GMP 要求，适用于粉末、颗粒状的药品及保健品的胶囊充填。

3. 材料：_____。

三、实训内容

（一）生产前准备

1. 操作人员按一般生产区人员进入标准进行更衣，进入填充操作间。

2. 检查生产所需文件是否齐全。

3. 仔细核对批生产指令和产品批生产记录的有关指令是否一致，是否明确产品名称、规格、剂型、批号、生产批量、生产周期、生产日期等。

4. 检查生产场所清洁、卫生，是否符合该区卫生要求，有清场状态标识并在清场有效期内，是否有质量技术部 QA 人员签发的清场合格证。

5. 复核所用物料是否正确，容器外标签是否清楚，内容与标签是否相符，复核重量、件数。

6. 检查使用的周转容器及生产用具是否洁净，有无破损。

7. 有无生产状态标识。

8. 检查后做好记录。

（二）生产操作

1. 岗位操作人员根据批生产指令领取物料及从上一工序接收物料。

2. 检查物料的检验合格报告单、合格证及标识与物料是否一致。

3. 将物料加入物料斗中，将空胶囊加入胶囊料斗中，将洁净物料桶放在机器左侧出料口下方，检查机器前门是否关闭。

4. 打开机器总开关，开启真空泵，手动进料，物料加入料槽后，点动主机，进行填充，并检查装量，根据结果进行调整，直至符合工艺要求，然后选择自动运行。

5. 生产过程中也应视情况抽查装量并根据结果进行调整。

6. 生产过程中应视料斗中物料的多少随时添加物料及空胶囊，并及时清理废物料及废胶囊。

7. 出料后，在药品抛光机内对胶囊进行抛光处理。

8. 一批生产结束后由车间 QC 人员进行半成品检验，填写批生产记录。检验合格后在盛装容器外贴标识。

（三）清场

1. 按《清场管理制度》、《容器具清洁管理制度》及胶囊机的清洁程序，搞好清场和清洗卫生。

2. 为了保证清场工作质量，清场时应遵循先上后下，先外后里，一道工序完成后方可进行下道工序作业。

3. 清场后，填写清场记录，上报 QA 质检员，经 QA 质检员检查合格后挂《清场合格证》。

胶囊填充、抛光清场记录

年 　 月 　 日

清场前产品名称			规格		批号	
	清场内容及要求		工艺员检查情况		质检员检查情况	备 注
1	设备及部件内外清洁,无异物		☐ 符合 ☐ 不符合		☐ 符合 ☐ 不符合	
2	无废弃物,无前批遗留物		☐ 符合 ☐ 不符合		☐ 符合 ☐ 不符合	
3	门窗玻璃、墙面、地面清洁,无尘		☐ 符合 ☐ 不符合		☐ 符合 ☐ 不符合	
4	地面清洁,无积水		☐ 符合 ☐ 不符合		☐ 符合 ☐ 不符合	
5	容器具清洁无异物,摆放整齐		☐ 符合 ☐ 不符合		☐ 符合 ☐ 不符合	
6	灯具、开关、管道清洁,无灰尘		☐ 符合 ☐ 不符合		☐ 符合 ☐ 不符合	
7	回风口、进风口清洁,无尘		☐ 符合 ☐ 不符合		☐ 符合 ☐ 不符合	
8	模具清洁		☐ 符合 ☐ 不符合		☐ 符合 ☐ 不符合	
9	卫生洁具清洁,按定置放置		☐ 符合 ☐ 不符合		☐ 符合 ☐ 不符合	
10	其他		☐ 符合 ☐ 不符合		☐ 符合 ☐ 不符合	
结 论						
清场人			工艺员		质检员	

（四）记录

操作完工后填写原始记录、批记录。

（五）胶囊充填机设备标准操作规程

1. NCB-200C 型半自动胶囊充填机标准操作规程

（1）操作前检查工作

① 检查设备是否挂有"完好""已清洁"设备状态标识牌。

② 取下"已清洁"标识牌，准备生产。

（2）设备操作前检查工作

① 真空泵和气泵按"ON/OFF"，检查真空泵电机旋转方向是否与箭头所示方向一致。

② 播囊按电脑控制板计数显示设定操作方式。

③ 转盘计数显示设定操作同播囊计数设定操作一致。

（3）操作步骤

① 将模具在播囊管下方放好，分别按真空按钮、播囊按钮，空心胶囊从料斗插取到播囊管中，放出一排胶囊，胶囊调头、分离。

② 将下模板扣在转盘上，并经料斗加药粉，按"ON/OFF"键即可对胶囊进行充填。

③ 将上模板放回已充药的下模板，并将它们同时移向锁紧工位。使顶针正好插入模孔，让锁紧盖板转向下方，用脚轻踏脚踏阀，使胶囊锁紧并流入集囊箱。

2. NJP-1200全自动胶囊填充机标准操作规程

（1）操作前检查工作

① 检查设备是否挂有"完好""已清洁"设备状态标识牌。

② 取下"已清洁"标识牌，准备生产。

（2）设备操作前检查工作

① 检查电源连接正确。

② 检查润滑部位，加注润滑油（脂）。

③ 检查机器各部件是否有松动或错位现象，若有加以校正并坚固。

④ 将吸尘器软管插入填充机吸尘管内。

⑤ 打开真空泵阀门。

（3）点动运行操作步骤

① 合上主电源开关，总电源指示灯亮。

② 旋动电源开关，接通主机电源。

③ 启动真空泵开关，真空泵指示灯亮，泵工作。

④ 启动吸尘器进行吸尘。

⑤ 按点动键，运行方式为点动运行，试机正常后，进入正常运行。

⑥ 按启动键，主电机指示灯亮，机器开始运行，调节变频调速器，频率显示为零。

（4）自动装药操作步骤

① 将空心胶囊装进胶囊料斗。

② 按加料键，供料电机工作，当料位达到一定高度时供料电机自动停止。

③ 调节变频调速器，至所需的运行速度。

④ 需要停机时，按一下停止按钮，再关掉真空泵和总电源。

⑤ 紧急情况下按下急停开关停机。

（5）供具的更换 本设备的模具有充填、模块、分送三大部分，可换用任意套模具。

① 胶囊模块的更换

a. 胶囊下模：由于有两个定位销，更换时，先松开螺钉，换上所需下模，拧紧螺钉即可。

b. 胶囊上模：松开螺钉取下上模，装上所需上模，螺钉拧紧前，插上校正棒，调至其转动自如时，拧紧螺钉即可。

② 分送机构的更换：需更换垂直叉、水平叉、矫正座块、送囊板；垂直叉、水平叉、矫正座块的四个位置中心要对称，且必须与上、下模孔的中心对准，用校验棒对中。垂直叉、水平叉的运动要一致，其行程及起点位置可由拉杆调节，松开螺母，调节拉杆长度。

③ 充填杆的更换：松开压板，取下充填杆，换上所需充填杆，拧紧压板即下。

④ 计量盘的更换：取下计量盘，按使用说明书更换相应计量盘，用校验杆校准后，按新的基准参照每工位深度标准旋下充填杆并拧紧。而基准面的确定如下：

a. 装好计量盘后，旋起充填杆，到适当位置（即下降时，最低充填杆下端不进入剂量盘孔）。

b. 转动主电机使栅夹阳下降到最低位。

c. 旋下充填杆使杆下端面与剂量盘上表面平行。

d. 记下此时刻度尺上的示数为新基准面。

⑤ 胶囊锁紧的调整：根据胶囊不同规格，更换胶囊时，应调节胶囊锁紧调节杆的长度。

（6）停车

① 机器停车前，首先应停止药粉的供料，再按主机停止键。

② 关闭真空泵。

③ 清理卫生，包括台面、粉斗等各处吸尘。

④ 关闭电源。

（六）清洁程序

1. 清洁工具：丝光毛巾。

2. 清洁剂及其配制：饮用水、纯化水。

3. 消毒剂：75％乙醇。

4. 清洁频次

① 每批生产结束后清洁 1 次。

② 每周生产结束后彻底清洁、消毒 1 次。

③ 更换生产品种后彻底清洁、消毒 1 次。

5. 清洁对象：半自动硬胶囊充填机、全自动硬胶囊充填机。

6. 清洁地点：在线清洁。

7. 清洁方法

① 用丝光毛巾蘸饮用水擦拭设备内壁至洁净。

② 用丝光毛巾蘸 65℃饮用热水擦拭设备内部无法去除的污渍，并用饮用水擦拭至洁净。

③ 再用丝光毛巾蘸纯化水仔细擦洗设备内表面。

④ 用半干丝光毛巾擦拭设备外表面至洁净，如果有无法去除的污垢，先用 65℃饮用热水冲洗并刷洗至洁净，再用丝光毛巾蘸饮用水擦净。

8. 半自动硬胶囊充填机、全自动硬胶囊充填机的消毒

① 按 7. 清洁方法②～④程序进行清洁。

② 用丝光毛巾蘸取消毒剂擦拭设备。

四、实训提示

（一）生产工艺管理要点

1. 定时进行胶囊装量监控。

2. 注意外观检查。

（二）质量控制要点

1. 外观。

2. 硬度。

3. 崩解时限。

4. 装量差异。

（三）安全操作注意事项

1. 每次称取装量时天平要校零点。

2. 每班结束后，模孔内不得留有胶囊，保持模孔清洁。

五、实训思考

1. 写出半自动硬胶囊充填机主要部件名称并指出其位置。
2. 写出生产记录。

六、实训记录

胶囊填充、抛光生产记录

室内温度			相对湿度			生产日期		
品 名		批 号		规 格	应填装量	应填数量		班 次
清场标志		□ 符合 □ 不符合			执行胶囊填充及抛光标准操作程序			
胶囊壳/万粒								
批 号		型 号	上班结余数	领用数	实 用 数	结 余 数		损 耗 数
药粉/kg								
上班结余数量		领 用 数 量		实 用 数 量		结 余 数 量		废 损 数 量
装量检查记录								
机台号	时间							操作人
	装量							
	时间							
	装量							
	装量							
平 均 装 量				检 查 人				
抛 光								
合 格 品 数 量				抛光操作人				
填充收得率 $= \dfrac{\text{合格品数量}}{\text{应填数量}} \times 100\% = \underline{\qquad} \times 100\% =$								
收得率范围:96%~100%		结论:			检 查 人			
备 注								

工艺员:

子任务七 内包装

本岗位要求员工使用包装机械,对各类胶囊剂药品进行包装,以达到保护药品、准确装量、便于贮运的目的。

一、实训目的

1. 熟练掌握胶囊剂内包装岗位标准操作规程,掌握胶囊剂内包装分装管理要点和质量控制要点;能对胶囊剂内包装生产中出现的问题进行判断和解决。

2. 能正确使用胶囊剂内包装设备进行生产操作;正确称量。

3. 学会对胶囊剂内包装设备进行清洁和日常保养;正确填写胶囊剂内包装的相关生产

记录；正确进行清场。

二、实训设备及材料

1. 常用设备：DPP 型铝塑泡罩包装机等。
2. 实训设备：DPP 型铝塑泡罩包装机。
3. 材料：_____、胶囊、硬铝、铝箔等。

三、实训内容

（一）生产前准备

1. 操作人员按一般生产区人员进入标准进行更衣，进入内包操作间。
2. 检查生产所需文件是否齐全。
3. 检查生产设备运转是否正常。
4. 检查生产场所清洁、卫生，是否符合该区卫生要求，有清场状态标识并在清场有效期内，是否有质量技术部 QA 人员签发的清场合格证。
5. 检查所用设备、容器具是否符合清洁要求，有清洁合格标识。
6. 检查设备内是否有上次生产的遗留物料。
7. 检查颗粒内包装室生产状态标识。
8. 检查后做好记录。

（二）生产操作

1. 岗位操作人员根据批生产指令领取包装辅料及从上一工序接收物料。
2. 检查包装材料的检验合格报告单、合格证，检查物料的标识是否一致。
3. 检查 PVC 等材料是否按工作流程示意图完全装好。
4. 用钥匙旋转主电源开关给系统供电，按下面板总起按钮给控制回路送电，电源指示灯亮。
5. 将操作面板上加热钮，压印加热钮及上板离合钮从 0 位旋到 1 位，这样各加热部件开始升温，直至温度稳定在工艺规定的值，压印 80℃，上板离合温度 155～165℃，下板离合温度 145～165℃，热风离合钮按工艺实际要求操作，热风离合温度 228～235℃。
6. 将制钮旋到 1 位，在水、气正常情况下，按下面板上启动钮，蜂鸣器响过以后，全机就开始工作。
7. 按工艺规程及生产指令将物料装好。
8. 按工艺规程及生产指令设定转速等工作参数及生产批号，进行包装。
9. 包装过程中检查有无缺粒、破粒及铝塑破裂的情况，并及时检出。
10. 出料后，在容器外贴标识，填写批生产记录。
11. 将上述物料及批生产记录一同递交下一工序。

（三）质量控制

1. 包装袋外观。
2. 热封温度。
3. 批号。
4. 每袋重量。

（四）清场

1. 按《清场管理制度》、《容器具清洁管理制度》及分装机的清洁程序，搞好清场和清洗卫生。

2. 为了保证清场工作质量，清场时应遵循先上后下，先外后里，一道工序完成后方可进行下道工序作业。

3. 清场后，填写清场记录，上报 QA 质检员，经 QA 质检员检查合格后挂《清场合格证》。

（五）记录

操作完工后填写原始记录、批记录。

（六）DPP 型铝塑泡罩包装机设备标准操作规程

1. 打开总电源开关，接通电源（指示灯亮）；然后依次接通下列系统：①冷却水、②空压机、③成型加热（铝塑）、④热封加热、⑤批号加热（仅用于有色带打批号装置）、⑥光标对版开关（仅用于有光标对版装置）。

2. 包装材料送入工作位置。将 PVC（硬铝）穿过成型加热板 → 成型上、下模之间 → 加料区 → 热封模 → 压痕模 → 牵引机械手 → 冲裁，将铝箔（PTP）经转折辊 → 色带打印批号装置（仅用于有色带打批号装置）→ 光电开关（仅用于有光标对版装置）→ 热封模。

3. 当成型温度（铝塑）、热封温度、色带打批号温度到达设定温度值时，铺好铝箔，按"启动"按钮，主机进入工作状态进行包装，同时打开冷却气阀。

4. 工作时如要临时停机按"停止"按钮，紧急情况下停机按"急停"按钮，恢复时按"启动"按钮。

5. 包装结束时按"停止"按钮，再依次关掉各系统开关和急停开关，切断电源。

（七）清洁程序

1. 清洁工具：丝光毛巾。

2. 清洁剂及其配制：饮用水、纯化水。

3. 消毒剂：75％乙醇。

4. 清洁频次

① 每批生产结束后清洁 1 次；

② 每周生产结束后清洁、消毒 1 次；

③ 更换生产品种后彻底清洁、消毒 1 次。

5. 清洁对象：DPP 型铝塑泡罩包装机。

6. 清洁地点：在线清洁。

7. 清洁方法

① 用丝光毛巾蘸饮用水擦拭铝塑泡罩包装机下料斗、设备内壁。

② 再用丝光毛巾蘸纯化水擦洗设备内表面及下料斗。

③ 用半干丝光毛巾擦拭设备外表面至洁净，如果有无法去除的污垢，先用 65℃饮用热水冲洗并刷洗至洁净，再用丝光毛巾蘸饮用水擦净。

8. 铝塑泡罩包装机的消毒

① 按上述 7. 清洁方法①~③程序进行清洁。

② 用丝光毛巾蘸取 75％酒精擦拭与产品接触的所有部位及设备表面。

③ 做好清洁、消毒记录。

9. 经 QA 检查后，挂"已清洁"标识卡，标明清洁、消毒日期、有效期。

10. 清洁效果评价：设备内、外表面应洁净、无可见污渍。

11. 清洁工具清洗及存放：按《清洁工具清洁标准操作规程》进行清洗和存放。

12. 间隔周期：设备清洁后应在 72h 内使用，超过规定的时间，应按本规程重新清洁、消毒后方可使用。

四、实训提示

（一）生产工艺管理要点

1. 送药速度。
2. 按正确步骤收集内包装和物料。

（二）质量控制要点

1. 外观。
2. 装量。
3. 批号。

（三）安全操作注意事项

1. 使用前注意零部件的辨认、检查。
2. 每次使用完毕，必须关掉电源，方可进行清洁。

五、实训思考

写出批生产记录包括哪些表格。

六、实训记录

铝塑泡罩包装记录

	检查内容	检查结果
生产前准备	检查操作间是否有清场合格证并在有效期内	是否已贴《清场合格证》副本（　　　　　）
	检查设备是否已清洁并在有效期内	设备　　（　　　　　）
	检查设备状态是否完好	设备状态（　　　　　）
	检查操作间温湿度是否在规定范围内（温度：18～26℃，湿度：45%～60%）	温度　　（　　　　　）℃
		湿度　　（　　　　　）%
	检查压缩空气应不低于6bar	压缩空气（　　　　　）bar
	检查模具是否符合生产工艺要求。调整打印批号字模，复核，确认无误	模具　　（　　　　　）
		批号字模（　　　　　）

检查人：　　　　QA：　　　　　　　　　　　日期：

	操作步骤	记录结果
操作过程	领料：按批包装指令领取胶囊；领取内包装材料（PVC、铝箔），计量，查验《合格证》，转入铝塑包装间	胶囊领用量：（　　　　　）万粒
		铝箔领用量：（　　　　　）kg
	试运行：打开冷却水，启动电源，设定运行参数	PVC领用量：（　　　　　）kg
	上加热板温度：145～165℃	
	下加热板温度：145～155℃	铝塑包装机：DPP-140型
	进行试压铝塑板操作，铝塑板批号应清晰，网纹应清晰	上加热板温度：（　　　　　）℃
		下加热板温度：（　　　　　）℃
	泡罩：将胶囊加入料斗，开始铝塑泡罩	铝塑板批号：（　　　　　）
	质量检查：随时检查包装质量，铝塑板内应无药粉，无破损，无碎片，无畸形胶囊，发现问题及时调整，并剔除不合格品	100板重量：（　　　　　）g
		成品板量：（　　　　　）kg
	包装结束：将铝塑板存入周转框内，计量、记录、贴物料标签。转入中间站，填写请验单，交QA质检员抽样，签发待验证贴在半成品状态标志牌上	尾料量：（　　　　　）kg
		废品量：（　　　　　）kg
		取样量：（　　　　　）g

操作人：　　　　　复核人：　　　　　　　　　日期：

硬胶囊剂的外包装，可根据产品工艺自行选择。包装贮存对质量的影响重大。一般来说，高温、高湿（相对湿度＞60％）对硬胶囊剂可产生不良影响，不仅会使硬胶囊吸湿、软化、变黏、膨胀、内容物结团，而且会造成微生物滋生。

因此，必须选择适当的包装容器与贮藏条件。一般应选用密封性良好的玻璃容器、透湿系数小的塑料容器和泡罩式包装，在＜25℃、相对湿度＜60％的干燥阴凉处密闭贮存。

实验实训四 制备片剂

任务一 单冲压片机制备片剂

一、实验目的

1. 会用湿颗粒法制备质量合格的片剂。
2. 会正确评价片剂的质量。
3. 了解单冲压片机的主要结构，冲模的拆卸与安装，压片时压力、片重及出片的调整以及单冲压片机的润滑与保养。
4. 初步学会单冲压片机的装卸和使用。

二、实验条件

1. 实验场地：GMP 模拟车间或实验室。
2. 实验设备：单冲压片机、普通天平、烘箱、电炉、药筛、尼龙筛、混合器械、提取器械、崩解时限测定仪、硬度计等。
3. 实验材料：颗粒剂、粉末。

三、实验指导

（一）片剂概述

片剂是医疗中应用最广泛的剂型之一，它具有剂量准确、质量稳定、服用方便、成本低等优点。制片的方法有制颗粒压片、结晶直接压片和粉末直接压片等。制颗粒的方法又分为干法和湿法。

制颗粒是制片的关键。湿法制粒，欲制好颗粒，首先必须根据主药的性质选择适当的黏合剂或润湿剂，制软材时要控制黏合剂或润湿剂的浓度或用量。过筛制得的颗粒一般要求较完整，可有一部分小的颗粒。如果太松或太硬，都不能符合压片的颗粒要求，可能会导致松片或溶出度不符合规定。

颗粒大小根据片剂大小由筛网孔径来控制，一般大片（0.3～0.5g）选用 14～16 目，小片（0.3g 以下）选用 18～20 目筛制粒。颗粒一般宜细而圆整。干燥、整粒过程，将已制备好的湿粒应尽快通风干燥，温度控制在 40～60℃。干燥后的颗粒常粘连结团，需再进行过筛整粒。整粒筛目孔径与制粒时相同或略小。整粒后加入润滑剂混合均匀，计算片重后压片。

冲模直径的选择：一般片重为 0.5g 左右的片剂，选用 12mm 冲模；0.4g 左右，选用 10mm 冲模；0.3g 左右，选用 8mm 冲模；0.1～0.2g，选用 6mm 冲模；0.1g 以下，选用小 5～5.5mm 冲模。根据药物密度不同，再进行适当调整。

制成的片剂需要按照药典规定的片剂质量标准进行检查。检查的项目，除片剂外观应完整光洁、色泽均匀，且有适当的硬度外，必须检查重量差异和崩解时限。有的片剂药典还规定检查溶出度和含量均匀度，并明确凡检查溶出度的片剂，不再检查崩解时限，凡检查含量均匀度的片剂，不再检查重量差异。

（二）单冲压片机主要部件

1. 冲模，包括上、下冲头及模圈。上、下冲头一般为圆形，有凹冲与平面冲，还有三角形、椭圆形等异型冲头。

2. 加料斗，用于贮存颗粒，以不断补充颗粒，便于连续压片。

3. 饲料靴用于将颗料填满模孔，将下冲头顶出的片剂拨入收集器中。

4. 出片调节器（上调节器），用于调节下冲头上升的高度。

5. 片重调节器（下调节器），用于调节下冲头下降的深度，调节片重。

6. 压力调节器，可使上冲头上下移动，用以调节压力的大小，调节片剂的硬度。

7. 冲模台板，用于固定模圈。

（三）单冲压片机的装卸

1. 首先装好下冲头，旋紧固定螺丝，旋转片重调节器，使下冲头在较低的部位。

2. 将模圈装入冲模平台，旋紧固定螺丝，然后小心地将模板装在机座上，注意不要损坏下冲头。调节出片调节器，使下冲头上升到恰与模圈齐平。

3. 装上冲头并旋紧固定螺丝，转动压力调节器，使上冲头处在压力较低的部位，用手缓慢地转动压片机的转轮，使上冲头逐渐下降，观察其是否在冲模的中心位置，如果不在中心位置，应上升上冲头，稍微转动平台固定螺丝，移动平台位置直至上冲头恰好在冲模的中心位置，旋紧平台固定螺丝。

4. 装好饲料靴、加料斗，用手转动压片机转轮，如上下冲移动自如，则安装正确。

5. 压片机的拆卸与安装顺序相反，拆卸顺序如下：

加料斗→饲料器→上冲→冲模平台→下冲。

（四）单冲压片机的使用

1. 单冲压片机安装完毕，加入颗粒，用手摇动转轮，试压数片，称其片重，调节片重，调节片重调节器，使压出的片重与设计片重相等，同时调节压力调节器，使压出的片剂有一定的硬度。调节适当后，再开动电动机进行试压，检查片重、硬度、崩解时限等，达到要求后方可正式压片。

2. 压片过程应经常检查片重、硬度等，发现异常，应立即停机进行调整。

（五）单冲压片机的使用注意事项

1. 装好各部件后，在摇动飞轮时，上下冲头应无阻碍地进出冲模，且无特殊噪声。

2. 调节出片调节器时，使下冲上升到最高位置与冲模平齐，用手指抚摸时应略有凹陷的感觉。

3. 在装平台时，固定螺丝不要旋紧，待上下冲头装好后，并在同一垂直线上，而且在模孔中能自由升降时，再旋紧平台固定螺丝。

4. 装上冲时，在冲模上要放一块硬纸板，以防止上冲突然落下时，碰坏上冲和冲模。

5. 装上、下冲头时，一定要把上、下冲头插到冲芯底，并用螺丝和锥形母螺丝旋紧，以免开动机器时，上、下冲杆不能上升、下降，而造成叠片、松片并碰坏冲头等现象。

四、实验内容

（一）单冲压片机安装调节

1. 冲模的安装

① 下冲安装：旋松下冲固定螺钉，转动手轮使下冲芯杆升到最高位置，把下冲杆插入下冲芯杆的孔中，注意使下冲杆的缺口斜面对准下冲紧固螺钉，并要插到底，最后旋紧下冲固定螺钉。

② 上冲安装：旋松上冲紧固螺母，把上冲插入上冲芯杆的孔中，要插到底，用扳手卡住上冲杆下部的六方螺母，旋紧上冲紧固螺母。

③ 中模安装：旋松中模固定螺钉，把中模拿平（歪斜放入时会卡住，损坏孔壁）放入中模台板的孔中，同时使下冲进入中模的孔中，按到底，然后旋紧中模固定螺钉。

④ 用手转动手轮，使上冲缓慢下降进入中模孔中，观察有无碰撞或摩擦现象。若发生碰撞或摩擦则松开中模台板固定螺钉，调整中模台板的位置，使上冲进入中模孔中，再旋紧中模台板固定螺钉。如此调整，直到上下冲头进入冲模时均无碰撞或摩擦为止。

2. 冲头的调节

① 压力调节：旋松连杆锁紧螺母，转动压力调节器，向左转使上冲芯杆向下移动，则压力增大，压出的药片硬度增加；向右转则压力减少，药片硬度降低。调好后用把手卡住上冲芯杆下部的六方，仍将连杆锁紧螺母旋紧。

② 片重调节：旋转蝶形螺丝，松开齿轮压板，转动片重调节器，向左转使下冲芯杆上升，则充填深度变小、片重减轻；向右转使下冲芯杆下降，则充填深度增大、片重加大，调节后仍将齿轮压板安上，旋紧蝶形螺丝。

③ 出片调节：转动手轮，使下冲升到最高位置，观察下冲口面是否与中模台面相齐（过高过低都将影响出片）。若不齐，应旋松蝶形螺丝，松开齿轮压板，转动出片调节器，使下冲口面与中模平面相齐，然后仍将压板安上，旋紧蝶形螺丝，用手摇动手轮，空车运转十余转。若机器运转正常，则可加料试压。

3. 压片：冲模的调整完成后，手摇试压几片，检查片重、硬度和表面光洁度等外观质量，合格后即可开启电动机压片。生产过程中，仍须随时检查药片是否有缺边、裂纹、变形等质量问题，发现问题应及时调整。每次调整后，都需手摇试压几片，合格后方可开启电动机压片。

（二）空白片剂的制备

【处方】淀粉 25g、糖粉 15g、糊精 15g、10%淀粉浆约 9g、硬脂酸镁 0.1g，共制成 100 片。

【制备】

1. 备料：淀粉、糖粉、糊精分别过筛，按规定比例混合均匀。

2. 制粒：上述混合粉中加适量淀粉浆制成软材，过 14 目筛制粒后，置 60～80℃干燥，干粒过 12 目筛整粒。

3. 压片：干颗粒加入硬脂酸镁混匀；称重，计算片重，试压片，调节片重和压力后，正式压片。

【制剂评注】

1. 10%淀粉浆的制备

(1) 煮浆法　取淀粉5g加入蒸馏水45ml，搅匀，加热至半透明，即得。

(2) 冲浆法　取5g淀粉，加入适量水，搅成糊状，再冲入剩余的沸水（共45ml），边加边搅拌至成半透明，即得（如不透明，继续加热）。

2. 制软材时应先加一半的黏合剂混匀后，再少量分次加入至软材符合标准。

(三) 牛黄解毒片的制备

【处方】人工牛黄5g、雄黄50g、石膏200g、大黄200g、黄芩150g、桔梗100g、冰片25g、甘草50g、淀粉、90%乙醇、硬脂酸镁各适量，以上共制1000片，每片0.4g。

【制法】

1. 制粉料：雄黄粉碎成极细粉，大黄粉碎成细粉，人工牛黄、冰片研细，备用。

2. 制膏料：黄芩、石膏、桔梗、甘草等4味加水煎煮两次，每次2h，滤过，合并滤液，滤液浓缩成稠膏或干燥成干浸膏，备用。

3. 制颗粒：将稠膏与雄黄、大黄细粉混匀，每100g药料加淀粉7g，用90%乙醇制软材、过筛制湿颗粒，湿颗粒在60～70℃干燥制得干颗粒，备用。

4. 压片前的总混：干颗粒放冷后整粒，加入冰片、牛黄细粉，并加入1%的硬脂酸镁，混匀后压片。

(四) 银翘解毒片的制备

【处方】金银花200g、连翘200g、薄荷120g、荆芥80g、淡豆豉100g、牛蒡子（炒）120g、桔梗120g、淡竹叶120g、甘草100g。

【制法】以上9味，金银花、桔梗分别粉碎成细粉，过筛；薄荷、荆芥提取挥发油，蒸馏后的水溶液另器收集；药渣与连翘、牛蒡子、淡竹叶、甘草加水煎煮2次，每次2h，合并煎液，滤过。淡豆豉加水煮沸后，于80℃温浸2次，每次2h，合并浸液滤过。合并以上各药液，浓缩成稠膏，加入金银花、桔梗细粉及辅料，混匀，制成颗粒，干燥，放冷，喷加薄荷、荆芥之挥发油，混匀，压制成1000片，即得。

【性状】本品为浅棕色至棕褐色片剂，气清凉芳香，味苦、辛。

(五) 全粉末压片——穿心莲内酯片的制备

【处方】穿心链内酯50.0g，微晶纤维素12.5g，淀粉3.0g，微粉硅胶2.0g，滑石粉1.5g，硬脂酸镁1.0g。

【制法】将主、辅药混合，过五号筛，混匀，压片，共制得1000片，每片含穿心莲内酯50mg。

【性状】本品为白色片，味苦。

五、实训思考

1. 分析某片剂处方的组成，说出各辅料在压片过程中的作用。

2. 列出片重计算的过程。

3. 片剂重量差异和崩解时限检查不合格的主要原因是什么？

4. 单冲压片机的主要部件有哪些？

5. 写出单冲压片机的安装步骤。

6. 在压片时如果出现片重差异超限或松片现象应如何调节？

任务二　旋转式压片机制备片剂

一、实训目的

1. 掌握压片岗位操作法。
2. 掌握压片生产工艺管理要点和质量控制要点。
3. 掌握旋转式压片机的标准操作规程。
4. 掌握旋转式压片机的清洁、保养的标准操作规程。

二、实训指导

（一）多冲旋转式压片机简介

目前生产上广泛使用的压片机主要由动力部分、转动部分及工作部分三部分组成。工作部分由装有冲头和模圈的机台，上、下压轮，片重调节器，压力调节器，推片调节器，加料斗，刮粉器等部分组成。压片过程与单冲压片机相同，亦可分为填料、压片和出片三个步骤，两者不同之处在于：单冲压片机是靠上冲与下冲的撞击压片；而旋转式压片机是靠上压轮与下压轮的挤压压片。多冲旋转式压片机按冲数分有 16、19、27、33、51、55、75 冲等多种型号。按流程分有单流程和双流程压片机。单流程压片机仅有一套上、下压轮，如初期的 16 冲、19 冲压片机，每幅冲旋转一圈仅压成一个药片，因产量低，目前已少用。双流程压片机有两套上、下压轮，每幅冲旋转一圈可压成两个药片，产量高，国内药厂普遍使用。较适合于中药片剂生产的为 ZP19、ZP33、ZP35 型压片机。

（二）二次（三次）压缩压片机

多用于粉末直接压片或缓控释片、多层片等制备。以二次压片机为例，粉体经过初压轮适当的压力压缩后，到达第二压轮时进行第二次压缩。整个受压时间延长，片剂内部密度分布比较均匀，裂片现象明显减少，也更易于成型。为减少复方制剂的配伍变化或为了制备缓控释制剂，可采用多层压片机。

（三）压片机的冲和模

片剂的形状和大小取决于冲头和模圈的形状和直径。除压制异形片的冲模外，通常为圆形。圆形冲头有不同弧度，包衣用片一般选用深弧度的冲头。冲头上可刻字或通过直径的线条，使片剂易于识别或折断分份。冲模的直径随片重而定，常用者在 6.5~12.5mm。

（四）压片机与压片操作

旋转式压片机的工作部分中有绕轴而转动的机台，机台分为三层，机台的上层装着上冲，中层装模圈，下层装着下冲；另有固定不动的上下压力盘、片重调节器、压力调节器、饲粒器、刮粒器、出片调节器以及吸尘器和防护装置等。机台装于机器的中轴上并绕轴而转动，机台上层的上冲随机而转动并沿固定的上冲轨道有规律地上、下运动；下冲也随机台转动并沿下轨道作上、下运动；在上冲之上及下冲下面的适当位置装着上压力盘和下压力盘，在上冲和下冲转动并经过各自的压力盘时，被压力盘推动使上冲向下、下冲向上运动并加压；机台中层之上有一固定位置不动的刮粒器，饲粒器的出口对准刮粒器，颗粒可源源不断地流入刮粒器中，由此流入模孔。

旋转式压片机的工作过程，下冲转到饲粒器之下时，其位置较低，颗粒流满模孔；下冲转动到片重调节器时，再上升到适宜高度，经刮粒器将多余的颗粒刮去；当上冲和下冲转动到两个压力盘之间时，两个冲之间的距离最小，将颗粒压缩成片。当下冲继续转动到出片调节器时，下冲抬起与机台中层的上缘相平，药片被刮粒器推开。

（五）旋转式压片机的特点

饲粒方式合理，片重差异较小；由上、下两侧加压，压力分布均匀；生产效率较高，是目前生产中广泛使用的压片机。

三、实训内容

（一）安胃片（全粉末片）的制备

【处方】醋延胡索 63g、枯矾 250g、海螵蛸（去壳）187g。

【制法】以上 3 味，粉碎成细粉，过筛，混匀，加蜂蜜 125g 与适量的淀粉制成颗粒，干燥，压制成 1000 片，或包薄膜衣，即得。

【性状】本品为类白色至浅黄棕色的片；或为薄膜衣片，除去包衣后显浅黄棕色；气微，味涩、微苦。

（二）降脂灵片（全浸膏片）的制备

【处方】制何首乌 222g、枸杞子 222g、黄精 296g、山楂 148g、决明子 44g。

【制法】以上 5 味，黄精、枸杞子加水煎煮两次，第一次 2h，第二次 1h，滤过，滤液浓缩成稠膏，备用；其余制何首乌等 3 味，用 50％乙醇加热回流提取两次，每次 1h，滤过，合并滤液，回收乙醇并浓缩成稠膏，与上述稠膏合并，加淀粉适量，混匀，制颗粒，压制成 1000 片，包糖衣或薄膜衣，即得。

【性状】本品为糖衣片或薄膜衣片，除去包衣后显棕色至棕褐色；味微酸、涩。

（三）黄藤素片（提纯片）的制备

【处方】黄藤素 100g。

【制法】取黄藤素，加适量辅料制成软材，制颗粒，干燥，压成 1000 片，即得。

【性状】本品为黄色的片；味苦。

四、实训记录

产品名称				产品批号		
规格				批产量		
指令依据		《 生产指令的制定及使用管理规程 》				
	原辅料			消耗定额		
原辅料名称	规格	单位		理论量	损耗量	合计
备注：本指令发至：固体制剂车间						
签发				日期		
签收				日期		

子任务一 配料

参见模块三 中药固体制剂实验实训 37 页配料。

子任务二 粉碎、过筛

参见模块三 中药固体制剂实验实训 40 页粉碎、过筛。

子任务三 制粒

参见模块三 中药固体制剂实验实训 60 页制粒。

子任务四 干燥

参见模块三 中药固体制剂实验实训 64 页干燥。

子任务五 整粒

参见模块三 中药固体制剂实验实训 67 页整粒。

子任务六 混合

参见模块三 中药固体制剂实验实训 44 页混合。

子任务七 压片

压片指将药物和适宜的辅料压制成圆片状或异形片状的过程，目前我国药厂生产使用的压片机多为旋转式压片机，实验室单冲压片机使用较广泛。单冲、多冲压片机其压片基本原理是一样的。

一、实训目的

1. 熟练掌握压片岗位标准操作规程，掌握压片管理要点和质量控制要点；能对压片生产中出现的问题进行判断和解决。

2. 能正确使用压片设备进行生产操作；正确称量。

3. 学会对压片设备进行清洁和日常保养；正确填写压片的相关生产记录；正确进行清场。

4. 具备片剂生产过程中的安全环保知识、药品质量管理知识、药典中片剂的质量标准知识。

5. 学会突发事件（如停电等）的应急处理。

二、实训设备及材料

1. 常用设备：旋转式压片机、单冲压片机、高速压片机、多次压片机等。

2. 实训设备：旋转式压片机。

旋转式压片机是由分布于转台的多副冲模按一定轨道做圆周升降运动，通过上下压轮使上下冲头做挤压动作，将颗粒状物料压制成片剂。

3. 材料：＿＿＿＿＿＿＿＿＿＿＿＿＿＿＿＿＿＿＿。

三、实训内容

（一）生产前准备

1. 操作人员按一般生产区人员进入标准进行更衣，进入压片操作间。

2. 检查生产所需文件是否齐全。

3. 仔细核对批生产指令和产品批生产记录的有关指令是否一致，是否明确产品名称、规格、剂型、批号、生产批量、生产周期、生产日期等。

4. 检查生产场所清洁、卫生，是否符合该区卫生要求，有清场状态标识并在清场有效期内，是否有质量技术部 QA 人员签发的清场合格证。

5. 复核所用物料是否正确，容器外标签是否清楚，内容与标签是否相符，复核重量、件数。

6. 检查使用的周转容器及生产用具是否洁净，有无破损。

7. 有无生产状态标识。

8. 检查后做好记录。

（二）生产操作

1. 岗位操作人员根据生产指令核对上一工序递交的物料。

2. 手动盘车数圈，以防机器卡死。

3. 将所生产的物料加入压片机料斗中，将洁净物料桶放在机器左侧出料口下。

4. 按产品工艺要求设定有关参数，点动压片机，检查产品的硬度和片重，并根据结果调整参数。直至达到工艺要求。

5. 启动压片机自动运行程序，压片过程中应根据情况随时检查片重和硬度，并根据结果进行调整，检查方法：调试正常后再每 20min 取 10 片检查一下片重，片重差异范围控制在规定范围内。

6. 压片过程中视料斗中物料的多少，随时添加物料。

7. 一批生产结束后，称重，在容器外加贴标识，填写批生产记录，报车间 QC 人员进行半成品检验。

8. 检验合格后将上述物料及批生产记录一同递交下一工序。

（三）清场

1. 按《清场管理制度》、《容器具清洁管理制度》及压片机的清洁程序，搞好清场和清洗卫生。

2. 为了保证清场工作质量，清场时应遵循先上后下，先外后里，一道工序完成后方可进行下道工序作业。

3. 清场后，填写清场记录，上报 QA 质检员，经 QA 质检员检查合格后挂《清场合格证》。

压片工序清场记录

清场前产品名称		规格		批号	
	清场内容及要求	工艺员检查情况	质检员检查情况	备注	
1	设备及部件内外清洁,无异物	☐ 符合 ☐ 不符合	☐ 符合 ☐ 不符合		
2	无废弃物,无前批遗留物	☐ 符合 ☐ 不符合	☐ 符合 ☐ 不符合		
3	门窗玻璃、墙面、地面清洁,无尘	☐ 符合 ☐ 不符合	☐ 符合 ☐ 不符合		
4	地面清洁,无积水	☐ 符合 ☐ 不符合	☐ 符合 ☐ 不符合		
5	容器具清洁无异物,摆放整齐	☐ 符合 ☐ 不符合	☐ 符合 ☐ 不符合		
6	灯具、开关、管道清洁,无灰尘	☐ 符合 ☐ 不符合	☐ 符合 ☐ 不符合		
7	回风口、进风口清洁,无尘	☐ 符合 ☐ 不符合	☐ 符合 ☐ 不符合		
8	地漏清洁、消毒	☐ 符合 ☐ 不符合	☐ 符合 ☐ 不符合		
9	卫生洁具清洁,按定置放置	☐ 符合 ☐ 不符合	☐ 符合 ☐ 不符合		
10	其他	☐ 符合 ☐ 不符合	☐ 符合 ☐ 不符合		
	结　论				
清场人		工艺员		质监员	

(四) 记录

操作完工后填写原始记录、批记录。

(五) 旋转式压片机设备标准操作规程

1. 开机前的检查工作

① 机台上是否有异物,如有应及时取出。

② 检查配件及模具是否齐全。

③ 准备好接料容量。

2. 操作步骤

① 打开右侧门,装上手轮。

② 装配好冲模,加料器、加料斗。

③ 转动手轮,空载运行1~3圈,检查冲模运动是否灵活自如,正常。

④ 合上操作左侧的电源开关,面板上电源指示灯点亮,压力显示灯显示压片支撑力,转速表显示"0",其余各件应无指示。

⑤ 转动手轮,检查充填量大小和片剂成型情况。

⑥ 拆下手轮,合上侧门。

⑦ 压片和准备工作就绪,面板上无故障,显示一切正常,开机,按动增压点动钮,将压力显示调整到所需压力,调整频率到所需转速。

⑧ 充填量调整：充填量调节由安装在机器前面中间两只调节手轮控制。中左调节手轮控制后压轮压制的片重。中右调节手轮按顺时针方向旋转时，充填量减少，反之增加。其充填的大小由测度指示，测度带每转一大格，充填量就增减 1mm，刻度盘每转一小格，充填量就增减 0.01mm。

⑨ 片厚度的调节：片剂的厚度调节是由安装在机器前面两端的两只调节手轮控制。左端的调节手轮控制前压轮压制的片厚，右端的调节手轮控制后压轮压制的片厚。当调节手轮按顺时针方向旋转时。片厚增大，反之片厚减少。片剂的厚度由测度显示，刻度带每转一大格，片剂厚度增大（减少）1mm，刻度盘每转过一小格，片剂的厚度增大（减少）0.01mm。

⑩ 粉量的调整：当充填量调妥后，调整粉子的流量。首先松开斗架侧面的滚，再旋转斗架顶部的滚花，调节料斗口与转台工作面的距离，或料斗上提粉，板的开启距离，从而控制粉子的流量。所有调试完毕后，即可正式生产。停机前先降低转速，关闭启动开关，关闭电源。

（六）清洁程序

1. 清洁工具：丝光毛巾。

2. 清洁剂及其配制：饮用水、纯化水。

3. 消毒剂：75％乙醇。

4. 清洁频次

① 每批生产结束后清洁 1 次。

② 每周生产结束后清洁、消毒 1 次。

③ 更换生产品种后彻底清洁、消毒 1 次。

5. 清洁对象：旋转式高速压片机。

6. 清洁地点：在线清洁，容器具清洗室。

7. 清洁方法

① 每批生产结束后。

② 将模具拆下，用酒精清洗。

③ 用丝光毛巾蘸饮用水擦拭设备外部污渍，再用纯化水擦拭至洁净。

④ 将下料斗、分料盘卸下，移至容器具清洗室内，用饮用水冲洗干净，再用纯化水冲洗至洁净。

⑤ 将清洗后的下料斗分料盘装入不锈钢桶内移至岗位定置处存放，并做好标识。

8. 旋转式高速压片机的消毒

① 按上述 7. 清洁方法②～④程序进行清洁。

② 用丝光毛巾蘸取消毒剂擦拭设备。

③ 做好清洁、消毒记录。

9. 经 QA 检查后，挂"已清洁"标识卡，标明清洁、消毒日期、有效期。

10. 清洁效果评价：设备内、外表面应洁净、无可见污渍。

11. 清洁工具清洗及存放：按《清洁工具清洁标准操作规程》进行清洗和存放。

12. 间隔周期：设备清洁后应在 72h 内使用，超过规定的时间，应按本规程重新清洁、消毒后方可使用。

四、实训提示

（一）生产工艺管理要点

1. 上下冲、模圈、刮粉器、出片嘴、吸尘器、外围罩壳及物料斗得安装合格。

2. 空车运转无杂声及异常现象。

3. 润滑机器，调整片重、外观、片厚、硬度、脆碎度、崩解时间等使之符合要求。

4. 随时进行片重监控。

5. 注意外观检查。

（二）质量控制要点

1. 外观。

2. 硬度。

3. 脆碎度。

4. 重量差异。

5. 崩解时限。

6. 溶出度。

（三）安全操作注意事项

1. 上下冲杆安装好后不可开倒车。

2. 机器只能按一定方向运转，不可反转，以免损坏机器。

3. 在电动压片时发生顶车情况，应立即关闭电源。

五、实训思考

1. 写出旋转式压片机主要部件名称并指出其位置。

2. 填写生产记录。

六、实训记录

片剂压片制造记录

产品名称	空白片	规格	g/片	批号		领用颗粒		领用者	
冲模规格	3mm	应压片重		片重		压片者		复核者	
崩解		压片日期		班次		工艺员		颗粒领用日期	
片重　＼　时间							每格时间		
							每格重量		
							颗粒情况		
							压片情况		
							处理情况		
							总桶数		
							总重量		
							工序负责人		

子任务七 包衣

片剂的包衣指在药片（片芯或素片）的表面包上适宜材料的衣层，使药物与外界隔离的操作。

一、实训目的

1. 熟练掌握片剂的包衣岗位标准操作规程，掌握片剂的包衣管理要点和质量控制要点；能对片剂的包衣生产中出现的问题进行判断和解决。

2. 能正确使用片剂的包衣设备进行生产操作；正确称量。

3. 学会对片剂的包衣设备进行清洁和日常保养；正确填写片剂包衣的相关生产记录；正确进行清场。

二、实训设备及材料

1. 常用设备：BY-1000 型糖衣锅、荸荠锅等。

2. 实验设备：荸荠锅。

3. 材料：片剂素片、羟丙基甲基纤维素（HPMC）。

三、实训内容

（一）生产前准备

1. 操作人员按一般生产区人员进入标准进行更衣，进入包衣操作间。

2. 检查生产所需文件是否齐全。

3. 检查生产设备运转是否正常。

4. 检查生产场所清洁、卫生，是否符合该区卫生要求，有清场状态标识并在清场有效期内，是否有质量技术部 QA 人员签发的清场合格证。

5. 检查所用设备、容器具是否符合清洁要求，有清洁合格标识。

6. 检查设备内是否有上次生产的遗留物料。

7. 检查干燥设备生产状态标识。

8. 检查后做好记录。

（二）生产操作

1. 岗位操作人员根据生产指令核对上一工序的物料。

2. 将物料装入料斗后关闭左、右半门。

3. 打开总电源，触摸屏进入初始画面，将压缩空气、蒸汽调至产品工艺要求的范围。

4. 通过触摸屏设置合适的锅筒，排风机的转速及热风温度，在准备阶段预先调好喷枪流量，雾化性能，喷射角度。

5. 按照包衣工艺控制片芯的良好混合，合适的温度，干燥速度，喷浆流量等。

6. 出料：产品合格后出料，将出料斗侧紧贴抄板，出料斗半圆板与锅口贴盒，拧紧夹紧螺钉，使其随锅筒一起以低速转动，即可出料。

7. 出料后转入密封容器内，在容器外贴标识，填写批生产记录。

8. 将上述物料及批生产记录一同递交下一工序。

（三）清场

1. 按《清场管理制度》、《容器具清洁管理制度》及包衣锅的清洁程序，搞好清场和清洗卫生。

2. 为了保证清场工作质量，清场时应遵循先上后下，先外后里，一道工序完成后方可进行下道工序作业。

3. 清场后，填写清场记录，上报 QA 质检员，经 QA 质检员检查合格后挂《清场合格证》。

包衣工序清场记录

清场前产品名称			规格		批号	
	清场内容及要求		工艺员检查情况	质检员检查情况		备注
1	设备及部件内外清洁,无异物		☐ 符合 ☐ 不符合	☐ 符合 ☐ 不符合		
2	无废弃物,无前批遗留物		☐ 符合 ☐ 不符合	☐ 符合 ☐ 不符合		
3	门窗玻璃、墙面、地面清洁,无尘		☐ 符合 ☐ 不符合	☐ 符合 ☐ 不符合		
4	地面清洁,无积水		☐ 符合 ☐ 不符合	☐ 符合 ☐ 不符合		
5	容器具清洁无异物,摆放整齐		☐ 符合 ☐ 不符合	☐ 符合 ☐ 不符合		
6	灯具、开关、管道清洁,无灰尘		☐ 符合 ☐ 不符合	☐ 符合 ☐ 不符合		
7	回风口、进风口清洁,无尘		☐ 符合 ☐ 不符合	☐ 符合 ☐ 不符合		
8	地漏清洁、消毒		☐ 符合 ☐ 不符合	☐ 符合 ☐ 不符合		
9	卫生洁具清洁,按定置放置		☐ 符合 ☐ 不符合	☐ 符合 ☐ 不符合		
10	其他		☐ 符合 ☐ 不符合	☐ 符合 ☐ 不符合		
	结　　论					
清场人			工艺员		质检员	

（四）记录

操作完工后填写原始记录、批记录。

（五）荸荠式包衣机设备标准操作规程

1. 设备的工作原理：由电动机通过三角皮带带动蜗杆蜗轮机构，蜗轮主轴与锅体连接使锅体旋转带动锅体旋转。包衣蜗可倾角的调正是由一对蜗杆蜗轮机构与蜗杆装配的手轮旋转来实现的。

2. 开机前的准备

① 开机前应检查电源接线是否正确、接地线是否可靠。

② 合口开关首次使用可点动电机。如旋转方向正确无异常声音，可正常起动（风机和包衣锅为顺时针方向旋转）。

③ 如需使用加热器时注意先开风机，再开内加热器。

4.关机

① 先将变频器面板频率显示降到最低之后,再按停止按钮,最后按停止键切断变频器电源。

② 按风机停止按钮。

③ 按加热器停止按钮。

④ 关闭总电源完成全部关机过程。

(六)清洁程序

1.清洁工具:丝光毛巾。

2.清洁剂:饮用水、纯化水。

3.消毒剂:75%乙醇。

4.清洁频次

① 每批生产结束后清洁1次;

② 每周生产结束后彻底清洁、消毒1次;

③ 更换生产品种后彻底清洁、消毒1次。

5.清洁对象:荸荠式包衣机。

6.清洁地点:在线清洁。

7.清洁方法

① 用饮用水擦拭设备内壁至洁净。

② 用丝光毛巾蘸75%乙醇擦拭设备内部无法去除的污渍。

③ 用半干丝光毛巾擦拭设备外表面至洁净。

8.荸荠式包衣机的消毒

① 按上述7.清洁方法②、③程序进行清洁。

② 用丝光毛巾蘸取消毒剂擦拭设备。

③ 做好清洁、消毒记录。

9.经QA检查后,挂"已清洁"标识卡,标明清洁、消毒日期、有效期。

10.清洁效果评价:设备内、外表面应洁净、无可见污渍。

11.清洁工具清洗及存放:按《清洁工具清洁标准操作规程》进行清洗和存放。

12.间隔周期:设备清洁后应在72h内使用,超过规定的时间,应按本规程重新清洁、消毒后方可使用。

四、实训提示

(一)生产工艺管理要点

1.衣浆的配置。

2.包衣的操作。

(二)质量控制要点

外观片重等。

(三)安全操作注意事项

1.操作中要做到精操细作,轻拿轻放,尽量减少粉尘飞扬,并注意清除物料内的异物,生产操作间压差与内走廊要呈相对负压,确保粉尘不外逸。

2.生产中,操作者不得离岗。

3.岗位人员要有节能意识。

五、实训思考

1. 能说出糖衣片的不合格情况并分析。
2. 写出包衣的目的。
3. 写出常用的包衣方法，不少于 3 种。

六、实训记录

批包衣记录

品　名	岗　位	产品批号	规　格	生产日期	批　量
	包　衣			年　月　日	

<table>
<tr><td rowspan="8">生产操作</td><td rowspan="8" colspan="2">1. 室内温湿度要求：
温度：18～26℃
相对湿度：45％～65％
2. 从中间站领取素片，并核对品名、规格、数量、批号等无误
3. 按《糖衣机标准操作程序》操作
4. 由 QA 取样检测合格后，将包衣片用洁净的不锈钢周转桶盛接，扎紧袋口，加盖准确称量，填写物料卡，移交中间站</td><td colspan="2">温　度：　　　　　℃</td><td colspan="2">相对湿度：　　　　　％</td></tr>
<tr><td>素片水分</td><td>％</td><td>平均片重</td><td>g</td></tr>
<tr><td>品　名</td><td>数量/kg</td><td>品　名</td><td>数量/kg</td></tr>
<tr><td></td><td></td><td></td><td></td></tr>
<tr><td>合　计</td><td colspan="3">kg</td></tr>
<tr><td>包衣起止时间</td><td colspan="3"></td></tr>
<tr><td>投料量</td><td>kg</td><td>产出量</td><td>kg</td></tr>
<tr><td>尾料量</td><td>kg</td><td>损耗量</td><td>kg</td></tr>
</table>

		取样量	kg	平均片重	g
操作人		复核人		QA	

<table>
<tr><td rowspan="3">物料平衡</td><td colspan="5">公式：$\dfrac{\text{产出量+尾料量+损耗量+取样量}}{\text{投料量}}\times100\%=$</td><td rowspan="3">检查结果：

操作人：
复核人：
QA：</td></tr>
<tr><td>投料量/kg</td><td>产出量/kg</td><td>尾料量/kg</td><td>损耗量/kg</td><td>取样量/kg</td></tr>
<tr><td></td><td></td><td></td><td></td><td></td></tr>
</table>

偏差处理	有无偏差： 偏差情况： 　　　　　　　　　　　　　　　　签名：

子任务八　内包装

　　药品内包装指药品生产企业的药品和医疗机构配置的制剂所使用的直接接触药品的包装材料和容器。内包装应保证药品在生产、运输、贮存及使用过程中的质量，且便于临床使用。

一、实训目的

　　1. 熟练掌握片剂内包装岗位标准操作规程，掌握片剂内包装分装管理要点和质量控制要点；能对片剂内包装生产中出现的问题进行判断和解决。

2．能正确使用片剂内包装设备进行生产操作；正确称量。

3．学会对片剂内包装设备进行清洁和日常保养；正确填写片剂内包装的相关生产记录；正确进行清场。

二、实训设备及材料

1．常用设备：片剂瓶装联动生产线（通常包含自动理瓶机、干燥剂自动塞入机、全自动电子数粒机、自动旋盖机）、双铝自动包装机等。

2．材料：_____。

三、实训内容

（一）生产前准备

1．操作人员按一般生产区人员进入标准进行更衣，进入内包操作间。

2．检查生产所需文件是否齐全。

3．检查生产设备运转是否正常。

4．检查生产场所清洁、卫生，是否符合该区卫生要求，有清场状态标识并在清场有效期内，是否有质量技术部 QA 人员签发的清场合格证。

5．检查所用设备、容器具是否符合清洁要求，有清洁合格标识。

6．检查设备内是否有上次生产的遗留物料。

7．检查片剂内包装室生产状态标识。

8．检查后做好记录。

（二）生产操作

片剂瓶装联动生产线生产操作如下（包含自动理瓶机、干燥剂自动塞入机、全自动数粒机、自动旋盖机）。

（1）岗位操作人员根据批生产指令领取包装辅料及从上一工序接收物料。

（2）检查包装材料的检验合格报告单、合格证，检查物料的标识是否一致。

（3）用钥匙旋转主电源开关给系统供电，按下面板总起按钮给控制回路送电，自动理瓶机、干燥剂自动塞入机、全自动电子数粒机、自动旋盖机电源指示灯亮。

（4）检查压缩空气是否正常供气，压力是否合格。

（5）按工艺规程及生产指令将物料和包材装好。

（6）按工艺规程及生产指令设定工作参数，进行内包装。

（7）包装过程中检查有无缺粒、瓶子破损、密封不严的情况，并及时检出。

（8）出料后，在容器外贴标识，填写批生产记录。

（9）将上述物料及批生产记录一同递交下一工序。

（三）清场

1．按《清场管理制度》、《容器具清洁管理制度》及片剂分装机的清洁程序，搞好清场和清洗卫生。

2．为了保证清场工作质量，清场时应遵循先上后下，先外后里，一道工序完成后方可进行下道工序作业。

3. 清场后，填写清场记录，上报 QA 质检员，经 QA 质检员检查合格后挂《清场合格证》。

(四) 记录

操作完工后填写原始记录、批记录。

(五) 标准操作规程

1. 片剂瓶装联动生产线

① 按《片剂瓶装联动生产线操作、维修、保养规程》进行操作。

② 将塑料瓶、塑料瓶盖（铝塑复合密封垫片）及产品批号钢号安装到机台相应工位上，数片机安装相应计数灌装模具板。

③ 理瓶　将塑料瓶除去塑料内袋，倒入贮瓶槽内。接通理瓶机电源，调整理瓶机变频器，使与后工序设备生产速度一致，理瓶机自动开始工作，塑料瓶调整为开口向上，进入输瓶轨道向数片工序运行。

④ 数片　用不锈钢圆弧铲将素片舀入数片机料斗中。通数片机电源，调整数片机变频器，使与前、后工序设备生产速度一致，数片机自动开始工作，素片按相应片数为一组，落入输片漏斗中，通过漏斗灌注入同步跟进的塑料瓶中，沿输瓶轨道继续向旋盖工序运行。

⑤ 旋盖　将塑料瓶盖除去塑料内袋，放入加盖料斗中。接通旋盖机电源，调整旋盖机变频器，使与前、后工序设备生产速度一致，旋盖机自动开始工作，塑料盖按每次一只落入同步跟进的塑料瓶口，经旋盖机旋紧瓶盖，沿输瓶轨道进入一般生产区，继续向封口工序运行。

⑥ 封口　接通封口机电源，设定电磁振荡频率 Hz、热熔温度℃。调整封口机变频器，使与前、后工序设备生产速度一致，封口机自动开始工作，塑料盖内置的铝塑复合密封垫片在电磁感应下，复合铝箔密封垫片与塑料瓶口被加热熔合到一块，完成封口，继续向贴签工序运行。

⑦ 贴签　将不干胶标签卷盘除去外包装，安装在标签轴上。接通贴标机、喷码机电源，调整贴标机、喷码机变频器，使与前、后工序设备生产速度一致，贴标机、喷码机自动开始工作，不干胶标签被拉出，向前行走，经喷码机喷印上"产品批号、生产日期、有效期至"内容后，与同步运行的塑料瓶相遇，标签被转贴到塑料瓶身上，塑料瓶继续向前运行。

⑧ 收膜　将塑料膜卷除去外包装，安装在膜卷轴上。接通码瓶封切收缩包装机电源，设定收膜模式，设定热收缩室加热温度。调整变频器，使与前工序设备生产速度一致，码瓶封切收缩包装开始工作，塑料瓶码放整齐，每瓶附一张说明书、进入覆膜工序覆膜、同时切开后经网带输送进入热收缩室，塑料膜经热空气加热收缩，按需将相应瓶子排成一整体，经网带输送出至装箱平台。

⑨ 装箱　封箱，封膜合格的半成品经人工拿取装箱，每箱放 1 张装箱单（产品合格证），在包装箱内上下各加一个箱垫。外箱开口处用胶纸密封。包装后的产品由岗位负责人填写请验单，由 QA 取样送化验室检验再入库，经检验合格后才可放行。

⑩ 结束过程　关闭各段设备总电源，清除废料。

2. 双铝自动包装机设备标准操作规程

(1) 打开总电源开关，接通电源（指示灯亮）；然后依次接通下列系统：冷却水→空压机→成型加热（铝塑）→热封加热→批号加热（仅用于有色带打批号装置）→光标对版开关（仅用于有光标对版装置）。

（2）包装材料送入工作位置。将 PVC（硬铝）穿过成型加热板 → 成型上、下模之间 → 加料区 → 热封模 → 压痕模 → 牵引机械手 → 冲裁，将铝箔（PTP）经转折辊 → 色带打印批号装置（仅用于有色带打批号装置）→ 光电开关（仅用于有光标对版装置）→ 热封模。

（3）当成型温度（铝塑）、热封温度、色带打批号温度到达设定温度值时，铺好铝箔，按"启动"按钮，主机进入工作状态进行包装，同时打开冷却气阀。

（4）工作时如要临时停机按"停止"按钮，紧急情况下停机按"急停"按钮，恢复时按"启动"按钮。

（5）包装结束时按"停止"按钮，再依次关掉各系统开关和急停开关，切断电源。

（六）清洁程序

1. 清洁工具：丝光毛巾。

2. 清洁剂及其配制：饮用水、纯化水。

3. 消毒剂：75％乙醇。

4. 清洁频次

① 每批生产结束后清洁 1 次；

② 每周生产结束后清洁、消毒 1 次；

③ 更换生产品种后彻底清洁、消毒 1 次。

5. 清洁地点：在线清洁。

6. 消毒。

7. 经 QA 检查后，挂"已清洁"标识卡，标明清洁、消毒日期、有效期。

8. 清洁效果评价：设备内、外表面应洁净、无可见污渍。

9. 清洁工具清洗及存放：按《清洁工具清洁标准操作规程》进行清洗和存放。

10. 间隔周期：设备清洁后应在 72h 内使用，超过规定的时间，应按本规程重新清洁、消毒后方可使用。

四、实训提示

（一）生产工艺管理要点

1. 送药速度。

2. 按正确步骤收集内包装后物料。

（二）质量控制要点

1. 包装袋/瓶外观。

2. 热封温度。

3. 批号。

4. 装量。

（三）安全操作注意事项

1. 使用前注意零部件的辨认、检查。

2. 每次使用完毕，必须关掉电源，方可进行清洁。

五、实训思考

写出批生产记录包括哪些表格。

六、实训记录

包装制造记录

产名称		规格		批号		包装班数	

材料名称	玻瓶	铁盖	塑盖	轧口盖	保险盖	机塞纸	手塞纸	棉花	矽胶	瓶贴	说明书	瓦楞盒	封条	打包贴	单盒	用盒	用冷气否	辅助工签名	复核者签名
合格																			
降格																			
材料名称	铁听	瓦衬	纸丝	矽胶	塑瓶	塑袋	胶水纸	听贴	说明书	瓦楞盒	封条	打包贴							
合格																			
降格																			
材料名称	水泡眼	铝箔	PVC																
合格																			
降格																			

日期	班次	房间	操作者	上工段代号	药片外观	包装质量		自检时间	小组质量员	专职质量员
						优秀	合格			

定额产量			实际产量			

包装工作情况交接：

交班者	
接班者	
组长或工艺员	

子任务九 外包装

参见模块三 中药固体制剂实验实训 73 页外包装。

实验实训五 制备丸剂

任务一 手工制备蜜丸

一、实验目的

1. 掌握塑制法制备蜜丸的方法和操作要点。

2. 熟悉蜂蜜的选择、炼制与使用。药料的处理原则。

二、实验设备器皿、药品与材料

设备器皿：搓丸板、搓条板、瓷盆、方盘、铝锅、烧杯、尼龙筛网、比重计、温度计、电炉、天平等。

三、实验指导

1. 蜜丸系药物细粉以炼制过的蜂蜜为黏合剂制成的丸剂，是临床上应用最广泛的传统中药丸剂之一。

2. 塑制法适用于制备蜜丸、浓缩丸、糊丸、蜡丸等。其制备工艺流程为：原辅料的准备与处理→制丸块（合药）→搓丸条→分粒、搓圆→干燥→质检→包装。

3. 用塑制法制备蜜丸，应选用优质蜂蜜，根据处方中药物的性质将蜂蜜炼成适宜程度的嫩蜜、中蜜和老蜜备用。合药时注意药粉与炼蜜的用量比例与蜜温，丸块应软硬适宜、滋润、不散不粘为宜。

4. 搓丸条与分丸粒操作速度应适宜。丸条粗细均匀，表面光滑无裂缝，内部充实无裂隙，以便分粒和搓圆。

5. 制丸时应在上下搓板沟槽中均匀涂布少量润滑剂，以防粘连，并使丸粒表面光滑。成丸后立即分装，不须干燥。

6. 蜜丸极易染菌应采取恰当措施和方法，防止微生物污染。根据药物的性质采用适宜的灭菌方法。

写下药品与材料：_____。

四、实验内容

（一）大山楂丸的制备

【处方】山楂 1000g、六神曲（麸炒）150g、麦芽（炒）150g。

【制法】以上 3 味，粉碎成细粉，过筛，混匀；另取蔗糖 600g，加水 270ml 与炼蜜 600g，混合，炼至相对密度约为 1.38（70℃）时，滤过，与上述细粉混匀，制丸块，搓丸条，制丸粒，每丸重 9g，即得。

【性状】本品为棕红色或褐色的大蜜丸；味酸、甜。

（二）乌鸡白凤丸的制备

【处方】乌鸡（去毛、爪、肠）640g、鹿角胶 128g、鳖甲（制）64g、牡蛎（煅）48g、桑螵蛸 48g、人参 128g、黄芪 32g、当归 144g、白芍 128g、香附（醋制）128g、天冬 64g、甘草 32g、生地黄 256g、熟地黄 256g、川芎 64g、银柴胡 26g、丹参 128g、山药 128g、芡实（炒）64g、鹿角霜 48g。

【制法】以上 20 味，熟地黄、生地黄、川芎、鹿角霜、银柴胡、芡实、山药、丹参 8 味粉碎成粗粉，其余乌鸡等 12 味，分别酌予碎断，置罐中，另加黄酒 1500g，加盖封闭，隔水炖至酒尽，取出，与上述粗粉混匀，低温干燥，再粉碎成细粉，过筛，混匀。每 100g 药粉加炼蜜 30～40g 和适量的水制丸，干燥，制成水蜜丸；或加炼蜜 90～120g 制成小蜜丸或大蜜丸，即得。

【性状】本品为黑褐色至黑色的水蜜丸、小蜜丸或大蜜丸；味甜、微苦。

五、实验思考

1. 如何炼制蜂蜜？为什么要炼蜜？

2. 嫩、中、老蜜的程度如何？各适用什么药粉制丸？

3. 塑制法制备蜜丸其用蜜量、炼蜜程度、合药用蜜温度应怎样掌握？

4. 影响蜜丸质量的主要因素有哪些？应采取哪些措施提高蜜丸的质量？

任务二　机器制备蜜丸

一、实训目的

1. 具有正确执行蜜丸岗位标准操作的能力。

2. 能正确判定药粉的细度。

3. 依据药品标准会正确炼蜜、控制下蜜的温度、均匀和药。

4. 会使用中药制丸机进行标准制丸。

5. 制丸过程中会正确随时检测丸重差异及其他质量指标。

6. 会对中药制丸机等及计量工具进行清洁、消毒、维护、保养。

7. 能独立进行各种生产文件的记录和汇总。

二、实训指导

用塑制法制备蜜丸，应根据方药性质将蜂蜜炼制到一定标准。和药时注意药粉与炼蜜的用量比例与蜜温。搓丸条与分丸粒操作速度应适宜。

三、实训内容

（一）六味地黄丸的制备

【处方】熟地黄 160g、山茱萸（制）80g、牡丹皮 60g、山药 80g、茯苓 60g、泽泻 60g。

【制法】

1. 粉碎：以上 6 味除熟地黄、山茱萸外，其余山药等 4 味共研成粗粉，取其中一部分与熟地黄、山茱萸共研成不规则的块状，放入烘箱内于 60℃以下烘干，再与其他粗粉混合粉碎成细粉，过 80 目筛混匀备用。

2. 炼蜜：取适量生蜂蜜置于适宜容器中，加入适量清水，加热至沸后，用 40～60 目筛滤过，除去死蜂、蜡、泡沫及其他杂质。然后，继续加热炼制，至蜜表面起黄色气泡。手拭之有一定黏性。但两手指离开时无长丝出现（此时蜜温约为 116℃）即可。

3. 制丸块：将药粉置于搪瓷盘中，每 100g 药粉加入炼蜜 90g 左右，混合揉搓制成均匀滋润的丸块。

4. 搓条、制丸：根据搓丸板的规格将以上制成的丸块分成适当重量的若干小块，将每一小块搓成适宜长短粗细的丸条，再置于搓丸板的沟槽底板上（需预先涂少量润滑剂，以防黏附），手持上板，使两板对合，然后由轻至重前后搓动数次，直至丸条被切断，且搓圆成丸。每丸重 9g。

【注】

1. 本品方中熟地黄、山茱萸为含有糖成分的黏性药料，应采用串料法粉碎。

2. 炼蜜时应不断搅拌，以免溢锅。炼蜜程度应根据方中药物的性质控制加热的时间、温度、颜色、水分等适当程度。过嫩含水量高，使药粉粘合不好，成丸易霉坏；过老丸块发硬，难以搓丸，成丸后不易崩解。

3. 合药（制丸块）时药粉与炼蜜应充分混合均匀，制成软硬适度、可塑性佳的丸块，以保证搓条、制丸的顺利进行。

4. 为了便于制丸操作，避免丸块、丸条与工具粘连，并使制得的丸粒表面光滑。操作前可在搓丸、搓条工具上涂擦少量润滑剂。润滑剂可用麻油 1000g 加蜂蜡 200～300g 熔融制成。

5. 本品方中既含有熟地黄等黏性成分，又含有茯苓、山药等粉性较强的成分，所以用中蜜为宜，下蜜温度约为 70～80℃。

（二）大山楂丸（蜜丸）的制备

【处方】山楂 1000g，六神曲（焦）150g，麦芽（炒）150g。

【制法】以上 3 味，粉碎成细粉，过五号至六号筛，混匀。另取蔗糖 600g，加水 270ml 与炼蜜 600g，混合，炼至相对密度约为 1.38（70℃）时，滤过，与上述粉末混匀，制成大蜜丸，即得。

【性状】本品为棕红色或褐色的大蜜丸；味酸、甜。

典型工作任务：

产品名称				产品批号	
规格		投料日期		批产量	
工艺规格					
原辅料的批号和理论用量					
原辅料名称	规格	单位	理论量	损耗量	合计
备注:本指令发至:固体制剂车间					
签发			日期	××××年××月××日	
签收			日期	××××年××月××日	

子任务一 粉碎、过筛

参见模块三 中药固体制剂实验实训 页粉碎、过筛。

子任务二 炼蜜

蜂蜜是蜜丸的主要赋形剂，炼蜜可除去杂质、部分水分，杀死微生物、破坏酶，促进糖的转化。

一、实训目的

1. 熟练掌握炼蜜岗位标准操作规程，掌握炼蜜管理要点和质量控制要点；能对炼蜜生产中出现的问题进行判断和解决。

2. 能正确使用炼蜜设备进行生产操作；正确称量。

3. 学会对炼蜜设备进行清洁和日常保养；正确填写炼蜜的相关生产记录；正确进行清场。

4. 具备蜜丸生产过程中的安全环保知识、药品质量管理知识、药典中蜜丸的质量标准知识。

二、实训设备及材料

1. 常用设备：铜锅、不锈钢锅、蒸汽夹锅等。

2. 实训设备：蒸汽夹锅。

3. 材料：蜂蜜。

三、实训内容

（一）生产前准备

1. 工作区应彻底清场，不存在无关的物料、容器等。

2. 设备状状应正常，各部件应清洁干燥，称量器具应在校验周期内。

3. 操作人员应首先确认蜂蜜合格的检验报告，并按工艺要求对蜂蜜进行烘化处理。

（二）生产操作

1. 操作人员将烘化后的蜂蜜用真空泵抽至过滤箱内，再筛至静置罐，随管道输送至减压浓缩罐内。

2. 用减压浓缩方法进行炼制，过程中应注意真空度、压力、温度、时间。

3. 出蜜检测蜜液浓缩至所需浓度时，取蜜进行检测，其检测结果应符合该品种使用炼蜜的工艺要求。

4. 输送，将炼制合格的蜂蜜输送至合坨工序，填写岗位生产记录。

5. 完工后，操作人员进行清场、清洁，经过程监控员检查确认合格后，填写清场、清洁记录。

（三）清场

1. 按《清场管理制度》、《容器具清洁管理制度》及蜜丸机的清洁程序，搞好清场和清洗卫生。

2. 为了保证清场工作质量，清场时应遵循先上后下，先外后里，一道工序完成后方可进行下道工序作业。

3. 清场后，填写清场记录，上报 QA 质检员，经 QA 质检员检查合格后挂《清场合格证》。

（四）记录

操作完工后填写原始记录、批记录。

（五）蒸汽夹锅设备标准操作规程

1. 生产前，检查设备是否挂有"已清洁待用"状态标识牌，如有，说明机器处于正常状态，摘下此牌，挂上"正在运行"状态标识牌。

2. 检查外界电源、电压与本机连接是否正确。

3. 检查电机的运行是否正常。

4. 检查机器上的紧固件有无松动、脱落，特别是传动部分和运动部件。

5. 将待炼的蜜倒入生蜜箱中，往真空泵循环水池中加入适量的水。

6. 关闭罐上各阀门、罐盖，打开连通生蜜箱的管道阀门，开启真空泵后，适量打开真空管道阀门，将待炼的蜜抽入罐中。

7. 蜜抽入罐中后，关闭抽蜜管道阀门，开启搅拌器和蒸汽阀，开始炼制。

8. 根据产品生产工艺规程要求，到达一定时间后，取出部分蜜检测含水量等（取蜜时需关闭真空）。

9. 按生产工艺要求检测合格后，接通浓浆泵循环水，打开通往储蜜罐的管道阀门，开启浓浆泵，将蜜抽入储蜜罐待用。

10. 操作结束后，取下"正在运行"标识牌，按照"炼蜜罐清洁标准操作规程"进行清洗，检查合格后，方可挂上"已清洁待用"状态标识牌。

（六）清洁程序

1. 清洁工具：水桶、丝光毛巾。

2. 清洁剂：饮用水、纯化水。

3. 消毒剂：75％乙醇。

4. 清洁频次：①每班生产结束后清洁、消毒1次；②更换生产品种后彻底清洁、消毒1次。

5. 清洁对象：夹层锅。

6. 清洁地点：在线清洁。

7. 清洁方法：①清除夹层锅内的残存物料。②加入1/3饮用水，冲洗夹层锅（必要时水加热），放掉清洗水。③最后用纯化水冲洗两遍。④做好清洁记录，并对已清洁设备作标识，标明已清洁，清洁日期，有效期等。

8. 夹层锅的消毒：①按上述7.清洁方法①～③程序进行清洁。②用丝光毛巾蘸取消毒剂擦拭夹层锅。③做好清洁、消毒记录。

9. 经QA检查后，挂"已清洁"标识卡，标明清洁、消毒日期、有效期。

10. 清洁效果评价：①目测无污迹，洁净。②微生物限度：≤50CFU/ml。

四、实训提示

（一）生产工艺管理要点

注意外观检查。

（二）质量控制要点

1. 外观。

2. 水分。

（三）安全操作注意事项

1. 注意安全。

2. 每班结束后，保持夹层锅清洁。

五、实训思考

1. 写出炼蜜的目的。

2. 写出炼蜜的程度。

六、实训记录

炼蜜制作记录

品　名			批号		日期	
生产前确认			**操　作　记　录**			
1. 物料 　品名、批号、数量(□相符;□不相符) 2. 现场 　清场合格证(□有;□无) 　设备、容器具清洁完好(□是;□否) 　计量器具符合要求(□是;□否) 3. 相关文件 　SOP(□有;□无) 　工艺规程(□有;□无)			待炮炙量/kg		炼制 方法	
			项目 ＼ 序号	1#		2#
			加入辅料名称			
			辅料量/kg			
			温度/℃			
检查人:　　　复核人:			炼制时间	起		
				止		
操作指令: 文件编码:			操　作　人			
			复　核　人			
			炼制后总量/kg		废品数 /kg	
备　注: 1 炼蜜收率(%) 2 炼蜜耗率(%)						

子任务三　混料制备丸块

混料制备丸块又称和药、合药、合坨。

一、实训目的

1. 熟练掌握合坨岗位标准操作规程，掌握合坨管理要点和质量控制要点；能对合坨生产中出现的问题进行判断和解决。

2. 能正确使用合坨设备进行生产操作；正确称量。

3. 学会对合坨设备进行清洁和日常保养；正确填写合坨的相关生产记录；正确进行清场。

4. 具备蜜丸剂生产过程中的安全环保知识、药品质量管理知识、药典中蜜丸的质量标准知识。

二、实训设备及材料

1. 常用设备：槽型混合机等。

2. 材料：＿＿＿＿＿＿＿＿＿＿＿＿＿＿＿＿＿＿＿＿＿。

三、实训内容及步骤

(一) 生产前准备

1. 检查工作区是否已经彻底清场，与操作无关的物料、容器等不应存在。

2．检查槽形混合机、合坨机的设备状态是否正常，检查所用的设备、容器是否清洁干燥。

3．核对药粉品名、批号、重量。

4．检查计量器具是否在校验周期内。

（二）生产操作

1．将药粉置于槽形混合机内，按槽形混合机操作规程操作，混合规定的时间将药粉混匀。

2．再将合格的炼蜜与混合药粉投入合坨机内进行搅拌，搅拌均匀后放入洁净的容器内，称量后容器上放标识，注明品名、批号、日期。

3．操作人员将合格的药坨，转交下工序，填写岗位生产记录。

（三）清场

1．按《清场管理制度》、《容器具清洁管理制度》及蜜丸机的清洁程序，搞好清场和清洗卫生。

2．为了保证清场工作质量，清场时应遵循先上后下，先外后里，一道工序完成后方可进行下道工序作业。

3．清场后，填写清场记录，上报 QA 质检员，经 QA 质检员检查合格后挂《清场合格证》。

（四）记录

操作完工后填写原始记录、批记录。

（五）槽型混合机标准操作规程

1．开机前准备

① 确认电源合格，确认设备有"完好、已清洁"状态标识并在有效期内。

② 接通电源，确认各控制件和零部件灵敏可靠。

2．开机运行

① 按工艺规程向混槽内加入物料，加入量以浸没搅拌桨为宜，盖好上盖。

② 按启动按钮开始运转，搅拌时间根据需要设定，以达到混合均匀成坨为度。

3．停机。

① 运行结束后，按停机按钮，主电机停止，取下上盖。

② 将盛料箱放于机架前，按动倒料电机正反按钮，使混槽倾斜倒出物料。同时还可启动电机协助出料。

③ 出料后，恢复槽口向上的姿态。

4．注意事项

① 加料不可太多，以免溢出槽外。

② 运行中，倒药时，严禁将手或其他物品伸入混槽内。

③ 发现异常情况立即停机，查明原因，排除故障后方可继续进行。

（六）清洁程序

1．清洁工具：水桶、丝光毛巾。

2．清洁剂：饮用水、纯化水。

3．消毒剂：75％乙醇。

4．清洁频次

① 每班生产结束后清洁、消毒 1 次。

② 更换生产品种后彻底清洁、消毒 1 次。

5．清洁对象：槽型混合机。

6. 清洁地点：在线清洁。

7. 清洁方法

① 清除夹层锅内的残存物料。

② 加入 1/3 饮用水，槽型混合机（必要时水加热），放掉清洗水。

③ 最后用纯化水冲洗两遍。

④ 做好清洁记录，并对已清洁设备作标识，标明已清洁，清洁日期，有效期等。

8. 槽型混合机的消毒

① 按上述 7. 清洁方法①～③程序进行清洁。

② 用丝光毛巾蘸取消毒剂擦拭槽型混合机。

③ 做好清洁、消毒记录。

9. 经 QA 检查后，挂"已清洁"标识卡，标明清洁、消毒日期、有效期。

四、实训提示

(一) 生产工艺管理要点

注意外观检查。

(二) 质量控制要点

1. 外观、软硬度。

2. 水分。

(三) 安全操作注意事项

1. 注意安全。

2. 每班结束后，保持槽型混合机清洁。

五、实训思考

1. 写出混料制丸块的程度。

2. 写出混料制丸块的要点。

六、实训记录

混料制丸块生产记录

品 名			编定依据						
规 格			批号				生产日期		年　月　日
执行标准操作规程编号									
药蜜比	和坨次数	细粉量/kg	炼蜜量/kg	搅拌时间		和坨次数	细粉量/kg	炼蜜量/kg	搅拌时间
	1			时　分至　时　分		2			时　分至　时　分
	3			时　分至　时　分		4			时　分至　时　分
	5			时　分至　时　分		6			时　分至　时　分
	7			时　分至　时　分		8			时　分至　时　分
合计和坨总量：		操作人			复核人			QA	.
备　注									

子任务四 制丸、晾丸、选丸

药料在加料斗内经推进器的挤压作用通过出条嘴制成丸条，丸条经导轮被直接递至刀具切、搓制成丸粒。

一、实训目的

1. 熟练掌握制丸、晾丸、选丸岗位标准操作规程，掌握制丸管理要点和质量控制要点；能对制丸生产中出现的问题进行判断和解决。

2. 能正确使用制丸设备进行生产操作；正确称量。

3. 学会对制丸设备进行清洁和日常保养；正确填写制丸的相关生产记录；正确进行清场。

4. 具备蜜丸剂生产过程中的安全环保知识、药品质量管理知识、药典中蜜丸的质量标准知识。

二、实训设备及材料

1. 常用设备：台式中药制丸机、选丸机等。

2. 实训设备：＿＿＿＿＿＿＿＿＿＿＿＿＿＿＿＿＿＿＿。

3. 材料：＿＿＿＿＿＿＿＿＿＿＿＿＿＿＿＿＿＿＿。

三、实训内容

（一）生产前准备

1. 工作区应彻底清场，不存在无关的物料、容器等。

2. 设备状态应正常，各部件应清洁干燥，称量器具应在校验周期内。

3. 确认系统电源合格，确认设备"完好、已清洁"状态标识并在有效期内。

4. 确认各紧固件紧固，确认本机平衡并接地。

5. 根据药品规格安装上合适的条孔堵头和制丸刀轮。

6. 核对中间产品药坨品名、规格、数量。

（二）生产操作

1. 操作人员将按制丸机操作 SOP 和岗位 SOP 进行制丸并作丸重差异检查，丸重量经 QA 检查合格后，正式生产，每 30min 取 10 丸检查，重量差异限度应在规定范围内，并随时检查蜜丸外观。

2. 蜜丸生产后放置晾干。

3. 领取已晾置的光丸，核对生产过程运行标识，进行选丸，筛选出的合格光丸，装入洁净的容器中，称量，挂状态标识，置中间站，请验。选出的畸形丸，置洁净的容器内，称量，挂状态标识，送至余料暂存室。

（三）清场

1. 按《清场管理制度》、《容器具清洁管理制度》及台式中药制丸机、选丸机等的清洁程序，搞好清场和清洗卫生。

2. 为了保证清场工作质量，清场时应遵循先上后下，先外后里，一道工序完成后方可进行下道工序作业。

3. 清场后，填写清场记录，上报 QA 质检员，经 QA 质检员检查合格后挂《清场合格证》。

（四）记录

操作完工后填写原始记录、批记录。

（五）制丸设备标准操作规程

1. 开机

① 合上电源切换开关，旋开急停按钮。

② 按下启动按钮，电源指示灯燃亮。

③ 把输条调速电位器和制条调速电位器逆时针调至最低位置。

④ 按动启动按钮，制条电机启动，指示灯燃亮。顺时针转动制条调速旋钮，制条电机速度随之而增加，直到所需制条速度为止。

⑤ 按动启动按钮，输条电机启动，指示灯燃亮。顺时针转动输条调速旋钮，输条电机速度随之而增加，直到所需输条速度为止。

⑥ 按动启动按钮，制丸电机启动，指示灯燃亮，开始制丸。

2. 制丸

① 打开酒精开关，先把制丸刀润湿，调节酒精量。

② 将制出的药条放到送条轮上，通过顺条器进入制丸刀轮进行制丸。

3. 关机

① 先逆时针旋转制条调速旋钮和输条调速旋钮，使制条电机和输条电机停止转动。

② 依次按停止相关按钮，使各电机电源切断，相关指示灯均熄灭，再按下急停按钮，使总指示灯熄灭。

③ 最后关闭切断开关，整机断电。

（六）晾丸设备标准操作规程

1. 根据中间产品交接单、流转证及物料卡核对打光后药丸品名、批号、数量无误后领入本岗位，在中间产品交接单上签字。

2. 将打光后的药丸装入不锈钢盘内，依次排列在晾丸架上，晾至 15～18h，将晾后，药丸装入洁净的不锈钢桶中，盖上盖，称重，贴上"流转证"方可转入中间站。

3. 使用后的容器、工具送入洁净区工器具室洗涤室挂上"待清洁"状态标识。

4. 及时填写操作记录并进行物料衡算，准确填写中间产品交接单，并在送料岗位一栏签字，经质量监控员复核签字后，一同递交下一岗位，双方签字后将原件附在本岗位批生产记录后。

（七）选丸设备标准操作规程

1. 根据中间产品交接单、流转证及物料卡核对干燥后的药丸品名、批号、数量无误后，领入本岗位，在中间产品交接单上签字。

2. 生产前根据批生产指令品种选用分离机或分离器，根据品种规格选用筛网，调整震动筛震动频次，打开震动筛电源，待设备运行正常后，将药丸用撮子放入筛上，通过设备的震动，将合格与不合格品分开，用洁净不锈钢桶将其分别盛装，填写好状态标识。

3. 使用后的容器、工具送入洁净区工器具室洗涤室挂上"待清洁"状态标识。

4. 及时填写操作记录并进行物料衡算，准确填写中间产品交接单，并在送料岗位一栏签字，经质量监控员复核签字后，一同递交下一岗位，双方签字后将原件附在本岗位批生产记录后。

（八）清洁程序

1. 清洁工具：水桶、丝光毛巾。
2. 清洁剂：饮用水、纯化水。
3. 消毒剂：75％乙醇。
4. 清洁频次：①每班生产结束后清洁、消毒 1 次；②更换生产品种后彻底清洁、消毒 1 次。
5. 清洁对象：台式中药制丸机、选丸机等。
6. 清洁地点：在线清洁。
7. 清洁方法：①清除台式中药制丸机的残存物料。②最后用纯化水冲洗两遍。③做好清洁记录，并对已清洁设备作标识，标明已清洁，清洁日期，有效期等。
8. 台式中药制丸机、选丸机的消毒：①按上述 7. 清洁方式①～③程序进行清洁。②用丝光毛巾蘸取消毒剂擦拭台式中药制丸机等。③做好清洁、消毒记录。
9. 经 QA 检查后，挂"已清洁"标识卡，标明清洁、消毒日期、有效期。
10. 清洁效果评价：①目测无污迹，洁净。②微生物限度：≤50CFU/ml。

四、实训提示

（一）生产工艺管理要点

注意外观检查。

（二）质量控制要点

1. 外观。
2. 水分。

（三）安全操作注意事项

1. 注意安全。
2. 每班结束后，保持清洁。

五、实训记录

制丸、晾丸记录

工艺过程	操作标准及工艺要求	结果记录	操作人	复核人	现场 QA
开工前检查	检查:清场结果记录 1. 无与本批无关的指令及记录 2. 环境符合要求 3. 无与本批无关的物料 4. 检查药材名称、数量、卡物相符 5. 设备计量器具清洁完	上批产品名称： 上批产品批号： 1. 符合规定(_____) 2. 符合规定(_____) 3. 符合规定(_____) 4. 符合规定(_____) 5. 符合规定(_____)			
物料检查	1. 从上工序领取物料并检查标签卡物相符,盛装容器状况符合要求移至操作间 2. 润滑剂(酒精)浓度≥95%	符合规定(_____) 酒精浓度_____%			

工艺过程	操作标准及工艺要求	结果记录	操作人	复核人	现场 QA
制丸、晾丸	将领入的软材陆续加入制丸机药槽内,设备操作执行《CDW-Ⅰ三轧辊蜜丸制丸机使用 SOP》,工艺操作执行《制丸岗位 SOP》 出条直径 5.2mm(±0.1mm) 在温度 16~26℃、湿度 45%~65%进行晾丸	执行(_____) 符合规定			

接收药坨重量(a): /kg	制丸总重量(b): /kg	盘　数	晾丸检丸后量(c): /kg	制丸后尾料量(d): /kg	废弃物重量(e): /kg

物料平衡收率计算	物料平衡=(b+d+e)/a×100%= 收率=c/a×100%=		计算人	复核人	现场 QA

废弃物处理	处理方式: 处理时间:　　年　　月　　日　　　处理人:　　　复核人:　　　现场 QA:
备　注	
姓名	得分

子任务五　内包装

本岗位要求员工使用包装机械,对各类蜜丸剂药品进行包装,以达到保护药品、准确装量、便于贮运的目的。

一、实训目的

1. 熟练掌握蜜丸剂内包装岗位标准操作规程,掌握蜜丸剂内包装分装管理要点和质量控制要点;能对蜜丸剂内包装生产中出现的问题进行判断和解决。

2. 能正确使用蜜丸剂内包装设备进行生产操作;正确称量。

3. 学会对蜜丸剂内包装设备进行清洁和日常保养;正确填写蜜丸剂内包装的相关生产记录;正确进行清场。

二、实训设备及材料

1. 常用设备:铝塑泡罩包装机、中药蜡壳蜜丸包装机等。

2. 实训设备:DPP 型铝塑泡罩包装机。

3. 材料:_____。

三、实训内容

(一) 生产前准备

1. 操作人员按一般生产区人员进入标准进行更衣,进入内包操作间。

2. 检查生产所需文件是否齐全。

3. 检查生产设备运转是否正常。

4. 检查生产场所清洁、卫生，是否符合该区卫生要求，有清场状态标识并在清场有效期内，是否有质量技术部 QA 人员签发的清场合格证。

5. 检查所用设备、容器具是否符合清洁要求，有清洁合格标识。

6. 检查设备内是否有上次生产的遗留物料。

7. 检查包装室生产状态标识。

8. 检查后做好记录。

(二) 生产操作

1. 岗位操作人员根据批生产指令领取包装辅料及从上一工序接收物料。

2. 检查包装材料的检验合格报告单、合格证，检查物料的标识是否一致。

3. 检查 PVC 等材料是否按工作流程示意图完全装好。

4. 用钥匙旋转主电源开关给系统供电，按下面板总起按钮给控制回路送电，电源指示灯亮。

5. 将操作面板上加热钮，压印加热钮及上板离合钮从 0 位旋到 1 位，这样各加热部件开始升温，直至温度稳定在工艺规定的值，压印 80℃，上板离合温度 155～165℃，下板离合温度 145～165℃，热风离合钮按工艺实际要求操作，热风离合温度 228～235℃。

6. 将挟持控制钮旋到 1 位，在水、气正常情况下，按下面板上启动钮，蜂鸣器响过以后，全机就开始工作。

7. 按工艺规程及生产指令将物料装好。

8. 按工艺规程及生产指令设定转速等工作参数及生产批号，进行包装。

9. 包装过程中检查有无缺粒、破粒及铝塑破裂的情况，并及时检出。

10. 出料后，在容器外贴标识，填写批生产记录。

11. 将上述物料及批生产记录一同递交下一工序。

(三) 清场

1. 按《清场管理制度》、《容器具清洁管理制度》及蜜丸分装机的清洁程序，搞好清场和清洗卫生；

2. 为了保证清场工作质量，清场时应遵循先上后下，先外后里，一道工序完成后方可进行下道工序作业；

3. 清场后，填写清场记录，上报 QA 质检员，经 QA 质检员检查合格后挂《清场合格证》。

(四) 记录

操作完工后填写原始记录、批记录。

(五) DPP 型铝塑泡罩包装机设备标准操作规程

1. 打开总电源开关，接通电源（指示灯亮）；然后依次接通下列系统：

A 冷却水　　　　B 空压机　　　C 成型加热（铝塑）　　　　D 热封加热

E 批号加热（仅用于有色带打批号装置）　F 光标对版开关（仅用于有光标对版装置）

2. 包装材料送入工作位置。将 PVC（硬铝）穿过成型加热板 → 成型上、下模之间 → 加料区 → 热封模 → 压痕模 → 牵引机械手 → 冲裁，将铝箔（PTP）经转折辊 → 色带打印批号装置（仅用于有色带打批号装置）→ 光电开关（仅用于有光标对版装置）

→ 热封模。

3. 当成型温度（铝塑）、热封温度、色带打批号温度到达设定温度值时，铺好铝箔，按"启动"按钮，主机进入工作状态进行包装，同时打开冷却气阀。

4. 工作时如要临时停机按"停止"按钮，紧急情况下停机按"急停"按钮，恢复时按"启动"按钮。

5. 包装结束时按"停止"按钮，再依次关掉各系统开关和急停开关，切断电源。

（六）清洁程序

1. 清洁工具：丝光毛巾。

2. 清洁剂及其配制：饮用水、纯化水。

3. 消毒剂：75%乙醇。

4. 清洁频次：①每批生产结束后清洁一次；②每周生产结束后清洁、消毒一次；③更换生产品种后彻底清洁、消毒一次。

5. 清洁对象：DPP 型铝塑泡罩包装机。

6. 清洁地点：在线清洁。

7. 清洁方法：①用丝光毛巾蘸饮用水擦拭下料斗、设备内壁。②再用丝光毛巾蘸纯化水擦洗设备内表面及下料斗。③用半干丝光毛巾擦拭设备外表面至洁净，如果有无法去除的污垢，先用 65℃饮用热水冲洗并刷洗至洁净，再用丝光毛巾蘸饮用水擦净。

8. 铝塑泡罩包装机的消毒：①按 7. 清洁方法①～③程序进行清洁。②用丝光毛巾蘸取 75%酒精擦拭与产品接触的所有部位及设备表面。③做好清洁、消毒记录。

9. 经 QA 检查后，挂"已清洁"标识卡，标明清洁、消毒日期、有效期。

10. 清洁效果评价：设备内、外表面应洁净、无可见污渍。

11. 清洁工具清洗及存放：按《清洁工具清洁标准操作规程》进行清洗和存放。

12. 间隔周期：设备清洁后应在 72 小时内使用，超过规定的时间，应按本规程重新清洁、消毒后方可使用。

四、实训提示

（一）生产工艺管理要点

1. 送药速度。

2. 按正确步骤收集内包装后物料。

（二）质量控制要点

1. 外观。

2. 装量数。

3. 热封温度、批号。

（三）安全操作注意事项

1. 使用前注意零部件的辨认、检查。

2. 每次使用完毕，必须关掉电源，方可进行清洁。

五、实训思考

写出批生产记录包括的项目。

六、实训记录

蜜丸内包装实训记录

品名		编定依据	蜜丸生产工艺规程	编定人		批准人	
规格		批号		开始生产时间		年 月 日	

执行内包装 SOP:工艺参数、上加热板 115℃、下加热板:113℃、热封板:160℃、频率 20Hz

领用量(a): kg	实际产量(b): 板		取样(c): 板		尾料量(d): kg		废弃药丸量(e): kg	
丸子尾料流向:			退料时间 年 月 日		退料人		接收人	
铝箔实用量: kg	铝箔剩余量: kg		铝箔残损量: kg		损耗率:	操作工	复核人	现场 QA
PVC 实用量: kg	PVC 剩余量: kg		PVC 残损量: kg		损耗率:			
抽检	( )袋/板 合格( ) 不合格( )		( )袋/板 合格( ) 不合格( )		( )袋/板 合格( ) 不合格( )			
成品移交数量: 板			移交时间 年 月 日		移交人		接收人	

物料平衡及收率计算	物料平衡计算:(规定标准:94%~100%): 平衡计算＝(10b×平均丸重＋d＋e)/a×100%＝ 收率计算＝10b×平均丸重 /a×100%＝							
操作人			复核人			现场 QA		
备 注								

子任务六 **外包装**

蜜丸剂的外包装,可根据产品工艺自行选择。包装贮存对质量的影响重大。一般来说,高温、高湿(相对湿度＞60%)对蜜丸剂可产生不良影响,不仅会使蜜丸吸湿、软化、变黏、膨胀、内容物结团,而且会造成微生物滋生。

因此,必须选择适当的包装容器与贮藏条件。一般应选用密封性良好的玻璃容器、透湿系数小的塑料容器和泡罩式包装,在＜25℃、相对湿度＜60%的干燥阴凉处密闭贮存。

任务三 手工制备水丸

一、实验目的

1. 掌握泛制法制备水丸的操作方法、技能和要领。
2. 熟悉水丸药料与赋形剂的处理原则,正确选择起模用粉及丸模筛选的时机。
3. 了解水丸的质量检查方法。

二、实验设备器皿、药品与材料

设备器皿:泛丸匾、铝锅、药粉勺、药粉盆、水盆、棕或马兰根刷子、药筛、选丸筛、电炉、小型水丸机、烘箱等。

药品与材料:_____。

三、实验指导

1. 水丸系药物细粉用冷开水或黄酒、醋、稀药汁等为黏合剂制成的丸剂。又称水泛丸。

2. 泛制法适用于水丸、水蜜丸、糊丸、浓缩丸等的制备。制备工艺流程为：原辅料的处理→起模→成型→盖面→干燥→选丸→质检→包装。

3. 起模应选用处方中黏性适中的药物细粉，黏性过强或过差均不宜作起模用粉，如用水为湿润剂，必须用8h以内的凉开水或蒸馏水。起模时每次加湿润剂及药粉的量和方法应恰当，防止因过多过少而造成小颗粒过多或粘结成团。起模的用粉量和丸模的数量应适当。

4. 手工泛制过程中应交替使用团、翻、撞等动作，以保证丸粒具有适宜的硬度且圆整光滑。

5. 加大成型时每次加水加粉应均匀，用量应适中。防止出现粘结或大小不均。应及时筛选、分档，再分别加大成型。

6. 水丸处方中含有芳香挥发性或气味特殊、刺激性强的药物，单独粉碎后泛于丸粒中层，以掩盖不良气味或避免挥散。

7. 泛制丸含水分多，湿丸粒应及时干燥，干燥温度一般为80℃左右。含挥发性、热敏性成分，或淀粉较多的丸剂，应在60℃以下干燥。

四、实验内容

（一）逍遥丸

【处方】柴胡100g、当归100g、白芍100g、白术（炒）100g、茯苓100g、炙甘草80g、薄荷20g。

【制法】将上述药炮制合格，称量配齐，粉碎，混合，过80～100目筛。将混合后的药粉用冷开水或姜汁泛为小丸，低温干燥，质检，包装即得。

【性状】本品为亮黑色的浓缩丸；气微，味甜、辛而后苦。

（二）四消丸

【处方】大黄223g、猪牙皂（炒）37g、牵牛子（炒）148g、香附（醋炒）148g、槟榔148g、五灵脂（醋炒）148g。

【制法】以上6味，牵牛子单独粉碎，其余5味混合粉碎，细粉混合后，过七号筛，混匀，用醋泛丸，每20丸重1g，干燥，包装即得。

【性状】本品为黄褐色的水丸；气微，味苦。

（三）香连丸

【处方】黄黄连800g、木香200g。

【制法】以上2味，粉碎成细粉，过筛，混匀，每100g粉末用米醋8g加适量的水泛丸，干燥，即得。

【性状】本品为黄色至黄褐色的水丸；气微，味苦。

（四）妇科分清丸

【处方】当归200g、白芍100g、川芎150g、地黄200g、栀子100g、黄连50g、石韦50g、海金沙25g、甘草100g、木通100g、滑石150g。

【制法】以上11味，石韦加水煎煮两次，合并滤液，滤过，其余当归等10味粉碎成细粉，过筛，混匀。取上述粉末，用石韦煎液泛丸，干燥，即得。

【性状】本品为黄色的水丸；味苦。

【注】

1. 因牵牛子为含有油脂性成分的药料，应采用串油法粉碎。即将处方中其他药物共研成细粉，然后将牵牛子研成糊状，再把其他药粉分次掺入，使药粉及时将油吸收，以便粉碎与过筛。

2. 制备本品时以醋为润湿剂泛丸，药用以米醋为主，内含 3%～5% 的乙酸。

五、实验思考

1. 简述泛制法制备水丸的操作注意事项。

2. 泛制过程中丸粒间粘连，且粘匾应如何解决？

3. 起模时，丸模不易长大，且丸模愈泛愈多，原因为何？如何解决？

任务四　机器制备水丸

一、实训目的

1. 了解泛制法制备丸剂的工序；掌握泛丸锅等设备的正确使用方法。熟练掌握机械泛丸的操作及注意事项。

2. 熟悉制备水丸的操作过程；掌握塑制法制备丸剂的方法及注意事项。

二、实训设备

泛丸锅（又称包衣锅）、刷子、药筛、烘箱、喷水器、药筛、密度计、温度计、天平、捏合机、制丸机、滴丸机等。

三、实训指导

目前生产中使用包衣锅进行操作。机械起模的特点有：降低劳动强度，缩短生产时间，提高产量和质量，减少微生物污染。机械起模有以下三种方法。

1. 喷水加粉起模法：转动泛丸锅，喷少量水使锅内壁湿润，撒布少量药粉使均匀黏附在锅内壁上，然后用干刷子沿锅转动相反的方向刷下，得到细小粉粒，再喷入水使粉粒润湿，撒布药粉使之均匀黏附在粉粒上，适当搅拌、揉搓，使黏结的粉粒分开，如此反复操作至模粉用完，达规定标准时取出，筛取一号筛与二号筛之间的颗粒，即得丸模。

2. 药粉加水起模法：将起模用粉的一部分放入泛丸锅内，开启机器使药粉转动，用喷雾器喷水使药粉湿润成细小粉粒，再撒布少许干粉，搅拌均匀并黏附于粉粒表面，再喷水润湿，如此反复操作，至模粉用完，达到规定的标准后，取出过筛分等即得丸模。上述方法通称粉末直接起模。制得的丸模较紧密，但大小不均，操作时间长。

3. 湿粉制粒起模法（又称湿颗粒起模）：将起模用粉全部或大部分放入泛丸锅内，开动机器，喷水混匀，制成"手握成团、触之即散"的软材，取出软材过二号筛，制成颗粒，再将颗粒置泛丸锅内，加少许干粉，搅匀，经旋转、滚撞、摩擦，即成球形，取出过筛分等，即得丸模。该法所制得的丸模成型率高，均匀，但模子较松散。

四、实训内容

（一）防风通圣丸的制备

【处方】防风 50g、荆芥穗 25g、薄荷 50g、麻黄 50g、大黄 50g、芒硝 50g、栀子 25g、滑石 300g、桔梗 100g、石膏 100g、川芎 50g、当归 50g、白芍 50g、黄芩 100g、连翘 50g、

甘草 200g、白术（炒）25g。取 10 倍处方量的药材机械泛丸。

【制法】原料准备与处理：将滑石粉单独粉碎成极细粉，备用（包衣用粉）；方中 17 味药物，除芒硝、滑石外，其余的防风等 15 味药物混合粉碎成细粉，过五号～六号筛，混匀，备用；芒硝加水溶解、滤过，得芒硝溶液。用于泛丸的赋形剂。

起模：取 100～500g 防风等药物混合细粉为起模用粉，以水作赋形剂泛成直径 0.5～1mm 的小球，筛选得均匀模子。歪粒等不合格模子用水溶化在成型时泛在丸上。

成型：以上述制备的模子为中心，取剩余的防风等药物混合粉，用芒硝溶液泛制成丸。

干燥：将水丸置烘箱中于 50～60℃干燥（因含有芳香性药物）约 15h。

包衣：用滑石粉为包衣原料，10％～20％阿拉伯胶浆做黏合剂包衣，打光，干燥即得。

【性状】本品为白色至灰白色光亮的水丸；味甘、咸、微苦。

（二）逍遥丸

【处方】柴胡 31g、当归 31g、白芍 31g、白术（炒）31g、茯苓 31g、炙甘草 24g、薄荷 6g。

【制法】将上述药炮制合格，称量配齐，粉碎，混合，过 80～100 目筛。将混合后的药粉用冷开水或姜汁泛为小丸，低温干燥，质检，包装即得。

【性状】本品为黄棕色至棕色的水丸，或为黑棕色的水丸；味甜。

（三）四消丸

【处方】大黄 223g、猪牙皂（炒）37g、牵牛子（炒）148g、香附（醋炒）148g、槟榔 148g、五灵脂（醋炒）148g。

【制法】以上 6 味，牵牛子单独粉碎，其余 5 味混合粉碎，细粉混合后，过七号筛，混匀，用醋泛丸，每 20 丸重 1g，干燥，包装即得。

【性状】本品为黄褐色的水丸；气微，味苦。

【注】①牵牛子为含有油脂性成分的药料，应采用串油法粉碎。即将处方中其他药物共研成细粉，然后将牵牛子研成糊状，再把其他药粉分次掺入，使药粉及时将油吸收，以便粉碎与过筛；②制备本品时以醋为润湿剂泛丸，药用以米醋为主，内含 3％～5％的乙酸。

五、实训提示

1. 方中芒硝主要含 $Na_2SO_4 \cdot 10H_2O$，极易溶于水。以芒硝水溶液泛丸，既能赋予成型，又能起治疗作用。

2. 用滑石粉包衣应注意：丸粒应充分干燥，撒粉用量均匀，黏合剂浓度适量。

3. 在滑石粉中加入 10％的 $MgCO_3$，可增加洁白度，并增强其附着力。

任务五　制备滴丸

一、实验目的

1. 掌握滴制法制备滴丸的操作方法和操作要点。
2. 了解滴丸的制备原理，正确选择基质与冷却剂。

二、实验设备器皿、药品与材料

设备器皿：蒸发皿、水浴、电炉、温度计、滴丸装置、保温夹层漏斗等。

药品与材料：＿＿＿＿＿＿＿＿＿＿＿＿＿＿＿＿＿。

三、实验指导

1. 滴丸的制备原理是基于固体分散法。用适宜的基质将主药溶解、混悬或乳化后，滴入一种不相混溶的液体冷却剂中，液滴由于表面张力作用而收缩成球形丸粒。由于药物在基质中为高度分散的状态，增加药物的溶解度和溶出速度，有利于提高药物的生物利用度，疗效迅速，同时能减少剂量而降低毒副作用，还可使液态药物固体化而便于应用。利用不同基质滴丸也可达到缓释或控释的目的。

2. 滴丸常用基质有水溶性和非水溶性两类。水溶性基质有聚乙二醇、硬脂酸钠、甘油明胶等；非水溶性基质有硬脂酸、单硬脂酸甘油酯、虫蜡、蜂蜡、氢化植物油等。应根据相似者相溶的原则选择基质，即尽可能选用与主药极性相似的基质。常用的冷却剂有：水溶性基质可用液体石蜡、植物油、甲基硅油、煤油等。非水溶性基质可用水、不同浓度的乙醇等。

3. 滴丸的制备采用滴制法，即将药物溶解、乳化或混悬于适宜的熔融基质中，保持恒定的温度（80～100℃），并通过一定大小口径的滴管，滴入另一种不相混溶的冷却剂中，此时含有药物的基质骤然冷却，凝固形成丸粒。

4. 制备滴丸时所用冷却剂的相对密度应轻于或重于基质，但二者不宜相差太大，以免滴丸上浮或下沉过快，造成圆整性不好；滴制时冷却剂的温度过高使表面张力降低，则丸重减小，反之则大，故滴制过程中应保持恒定的温度，以避免造成丸重差异。

5. 滴制时药液的温度要恒定。如温度过高药液变稀、滴速增快易产生小丸或双丸，成品丸重偏小；温度过低药液变稠、滴速减慢，丸粒常拖尾巴，成品畸形，丸重偏大。

6. 滴丸的重量和滴丸的形态与滴管的内径、滴口、熔融液温度、滴速、冷却剂的密度以及滴管距冷却液面距离等因素均有关。必须严格控制，否则制成的丸粒难以合格。

7. 滴丸制备过程

（1）药材的处理 ①根据药材性质采用适宜的方法提取，再精制得提取物（如川芎提取精制得川芎碱）。②若化学纯品（如冰片、薄荷脑等），可直接兑入滴制液。

（2）滴制液的配制 将选择好的基质加热熔融，然后将上述药材提取物或纯品溶解、乳化或混悬于熔融的基质中得滴制液，保持恒定的温度（80～100℃）。

（3）滴制 ①选择适当冷凝液装入冷凝柱内（长度40～140cm），调节冷凝液温度（10～15℃）；②将滴制液加入滴丸机的恒温贮液罐中（保温80～100℃）；③调节滴头的滴速、药液温度及滴头与冷凝柱距离，将药液滴入冷凝液中，凝固形成丸粒，在冷凝液中徐徐下沉（滴丸密度大于冷凝液时）或上浮。

（4）洗涤 洗去冷凝液。

（5）干燥 用冷风吹干后，在室温下晾4h即可。

8. 目前国内生产的滴丸机主要有多品种滴丸机、单品种滴丸机、定量滴丸机以及向上滴的滴丸机等。冷却方式有动态冷却与静态冷却两种。

四、实验内容

（一）氯霉素耳滴丸

【处方】氯霉素5.0g、聚乙二醇6000 10.0g。

【制法】将聚乙二醇6000置蒸发皿中，于水浴上加热熔融，加入氯霉素，搅拌使全溶。将药液移至滴丸装置的贮液筒内，并使药液温度保持在80℃，控制滴速，滴入用冰浴冷却的液状石蜡冷凝液中成丸，待冷凝完全后取出滴丸，摊于纸上，吸去滴丸表面的液状石蜡，自然干燥即得。

【注】

1. 氯霉素在水中溶解度很小（1∶400），不易维持较高浓度。水溶性基质聚乙二醇6000的熔点为54～60℃，约在80℃时能与高熔点的氯霉素（149～153℃）形成低共熔物，使氯霉素在耳滴丸中分散度大，溶解快、奏效迅速。

2. 熔融药液的温度应不低于80℃，否则在滴口处易凝固，不易滴下。冷却剂液体石蜡的温度应控制在-2～-3℃。温度过高时丸粒易粘连并粒，不能成形。

3. 滴管距冷却液面的距离也会影响滴丸的丸重与丸形，一般此距离应控制在5cm以下为宜。

（二）苏冰滴丸

【处方】苏合香酯0.5g、冰片1.0g、聚乙二醇6000 3.5g。

【制法】将聚乙二醇6000置铝锅中，于油浴上加热至90～100℃，待全部熔融后加入苏合香酯及冰片搅拌溶解，转移至贮液瓶中，密闭并保温在80～90℃，调节滴液定量阀门，滴入10～15℃的液体石蜡中，将成形的滴丸沥尽并擦去液体石蜡，置石灰缸内干燥，即得。

【性状】本品为淡黄色滴丸。气芳香，味辛、苦。

（三）穿心莲内酯滴丸

【处方】穿心莲内酯50g、PEG6000 350g、硬脂酸15g。

【制法】将PEG6000和硬脂酸，加热熔融，加入穿心莲内酯，充分混匀，在80℃保温条件下滴入二甲基硅油中冷却成丸，收集滴丸，干燥，即得。

【性状】本品为棕褐色的滴丸；味甘、微苦。

（四）苏冰滴丸的制备

【处方】苏合香酯100g、冰片200g、聚乙二醇6000 700g。

【制法】①聚乙二醇6000 700g置容器中，在油浴上加热至90～100℃，待全部熔融。②取苏合香酯100g、冰片200g加入上述熔融的基质中，搅拌溶解，得滴制液。③将滴制液转移至贮液瓶中，密闭并保温在80～90℃，调节滴液定量阀门，滴入10～15℃的液状石蜡中。④将成形的滴丸沥尽并除尽液体石蜡，干燥，即得。

【性状】本品为淡黄色滴丸，气芳香，味辛、苦。

五、实验思考

1. 用滴制法制备滴丸的关键何在？
2. 如何选择滴丸的基质与冷却剂？

实验六　制备胶剂

一、实验目的

掌握胶剂的制备方法及注意事项。

二、实验指导

胶剂的工艺流程：原料处理→煎取胶汁→滤过澄清→浓缩收胶→凝胶切胶→干燥包装。

(一) 原料的处理

胶剂原料上附有的毛、脂肪、筋、膜和血等杂质，必须处理除去，才能用于熬胶。一般可按下述方法处理。

1. 皮类：首先须用水浸泡数日（夏季3日，春秋季4～5日，冬季6日），每日换水一次，待皮质柔软后用刀刮去腐肉、脂肪、筋膜和毛等。用蛋白分解酶除毛效果较好。将皮切成20cm左右的小块，置洗皮机中洗去泥沙，再置蒸球中，加2%碳酸钠水溶液或2%皂角水，用量约为皮量的3倍，加热至皮膨胀卷缩，用水冲洗至中性后再行熬胶。

2. 骨角类：可用水浸洗（夏季20日，春秋30日，冬季45日），每日换水一次，取出后用皂角水或碱水洗除油脂，再用水反复清洗干净。对豹骨等，因附筋肉较多，可先将其放入沸水中稍煮捞出，用刀刮净筋肉备用。

(二) 煎取胶汁

一般采用蒸汽加压煎煮法。

蒸汽加压提取工艺操作关键是控制适宜的压力、时间和水量。压力一般以0.08MPa蒸汽压力（表压）为佳。若压力过大，温度过高，胶原蛋白的水解产物氨基酸可部分发生分解反应，使臭味增加，挥发性盐基氮的含量增高；温度过高，水解时间短，胶原蛋白水解程度受到影响，使黏性增大，凝胶切块时发生粘刀现象；同时，使胶液中混有较多的大质点颗粒，胶的网状结构失去均衡性，干燥后易碎裂成不规则的小胶块。煎提时间和加水量随胶剂原料的种类而定，一般加水量应浸没原料，煎提8～48h，反复3～7次，至煎出液中胶质甚少为止，最后一次可将原料残渣压榨，收集全部煎液。为了降低挥发性盐基氮的含量，生产中除应严格控制原料的质量、煎提蒸汽压力和加水量外，还应定期减压排气。如用0.08MPa蒸汽压力（表压）煎煮驴皮，每隔60min排气1次。

(三) 滤过澄清

每次煎出的胶液，应趁热用六号筛滤过，否则冷却后因凝胶黏度增大而滤过困难。粗滤后的胶液还含有不少杂质，应进一步沉淀杂质。由于胶液黏度较大，一般在胶液中加0.05%～0.1%明矾（先用水将其溶解后加入），使杂质容易沉降，搅拌后静置数小时，待细小杂质沉降后，分取上层胶液，再用板框压滤机滤过，滤液即可进行浓缩。

(四) 浓缩收胶

将所得澄清胶液，先除去大部分水分，再移至蒸汽夹层锅中，继续浓缩。浓缩时应不断搅拌，随时除去上层浮沫。随着水分不断蒸发，胶液黏度越来越大，应防止胶液粘锅，直至胶液不透纸（将胶液滴于滤纸上，四周不见水迹），含水量26%～30%，相对密度为1.25左右时，加入豆油，搅匀，再加入糖，搅拌使全部溶解，减弱火力，继续浓缩至"挂旗"时，在强力搅拌下加入黄酒，此时锅底产生大气泡，俗称"发锅"，待胶液无水蒸气逸出时即可出锅。

各种胶剂的浓缩程度应适当，如鹿角胶应防止"过老"，否则不易凝成胶块；浓缩程度不够，含水量过高，成品胶块在干燥后常出现四周高，中间低的"塌顶"现象。

（五）凝胶与切胶

胶液浓缩至适宜的程度后，趁热倾入已涂有少量麻油的凝胶盘内，置空调室中，调至室温 8～12℃，静置 12～24h，胶液即凝固成胶块，此过程称为胶凝，所得到的固体胶称凝胶，俗称胶坨。切胶多用自动切胶机，将凝胶切成一定规格的小片，此过程俗称"开片"。

（六）干燥与包装

胶片切成后，置于有空调防尘设备的晾胶室内，摊放在晾胶床上，也可分层摊放在竹帘上，使其在微风阴凉的条件下干燥。一般每隔 48h 或 3～5 日翻面 1 次，使两面水分均匀散发，以免成品弯曲变形。数日之后（一般 7～10 天），待胶片干燥至胶片表面干硬，装入木箱内，密闭闷之。使内部水分向胶片表面扩散，称为"闷胶"，也称"伏胶"。约 2～3 天后，将胶片取出，用布拭去表面水分，然后再放到竹帘上晾之。数日后，又将胶片置木箱中闷胶 2～3 天，如此反复操作 2～3 次至胶片充分干燥。晾胶车间采用空调制冷技术，不仅可改变高温季节不能正常生产的状况，且可使胶片的干燥时间缩短 1/2 左右，且胶剂的外形及洁净度也有很大改善。将胶片用纸包好，置于石灰干燥箱中，也可以适当缩短干燥时间。此外，也有的用烘房设备通风晾胶。

胶片充分干燥后，在紫外线灭菌车间包装。包装前用酒精微湿的布或新沸过的 60℃ 左右微湿的布拭胶片表面，使之光泽。然后再晾至表面干燥，用紫外线消毒，再用朱砂或金箔印上品名，装盒。胶片应贮存于密闭容器内，置阴凉干燥处，防止受潮、受热、发霉、软化、黏结及变质等，但也不可过分干燥，以免胶片碎裂。

（七）胶剂的质量要求

为了保证制剂质量，《中国药典》2015 年版在制剂通则中对胶剂在生产与贮藏期间做出了下列规定。

1. 胶剂所用原料应漂洗或浸漂，除去非药用部分，切成小块或锯成小段，再漂净。

2. 加水煎煮数次至煎煮液清淡为度，合并煎煮液，静置，滤过，浓缩。浓缩后的胶液在常温下应能凝固。

3. 胶凝前，可按各品种制法项下规定加入适量辅料（黄酒、冰糖、食用植物油等）。

4. 胶凝后，按规定重量切成块状，阴干。

5. 胶剂应为色泽均匀、无异常臭味的半透明固体。

6. 一般应检查总灰分、重金属、砷盐等。

7. 胶剂应密闭贮存，防止受潮。

8. 检查

（1）水分　按《中国药典》2015 年版一部胶剂（附录Ⅰ T）水分项下检查法检查，不得超过 15.0%。

（2）微生物限度　照《中国药典》2015 年版一部附录ⅩⅢ C 检查，应符合规定。

三、实验内容

（一）阿胶

【处方】驴皮 50.0kg、冰糖 3.3kg、豆油 1.7kg、黄酒 1.0kg。

【制法】将驴皮浸泡去毛，切块洗净，分次水煎，滤过，合并滤液，浓缩（可分别加入适量的黄酒、冰糖和豆油）至稠膏状，冷凝，切块，晾干，即得。

【性状】本品呈长方形块、方形块或丁状。黑褐色，有光泽。质硬而脆，断面光亮，碎片对光照视呈棕色半透明状。气微，味微甘。

（二）猪皮胶

【处方】猪皮 1100kg、豆油 12.5kg、冰糖 15kg、黄酒 4kg。

【制法】将猪皮洗净，加水熬取胶汁，直至全部提尽，合并胶汁，加入适量明矾（每20kg 胶汁加 5g）充分搅拌，静置 6～8h，过滤，再静置、过滤，将滤液浓缩至相对密度1.25 左右时，加入冰糖、豆油，搅拌混匀，继续浓缩到"挂旗"，加入黄酒，搅拌，待无水蒸气溢出时，将胶液倾入已涂油的凝胶盘内，使其自然冷却凝固，然后将胶取出，切成胶丁，反复晾至干燥。制成棕褐色，有光泽，质坚而脆，断面光亮的胶块，每块 30g。

模块四　中药液体制剂实验

实验一　制备酒剂、酊剂与流浸膏

一、实验目的

1. 掌握酒剂、酊剂与流浸膏的制备方法及操作要点。
2. 掌握浸渍法、渗漉法等浸出方法的操作方法及操作注意事项。
3. 学习含醇制剂的含醇量测定方法。

二、实验设备器皿、药品与材料

设备器皿：磨塞广口瓶、渗漉筒、木槌、接收瓶、铁架台、蒸馏瓶、冷凝管、温度计、水浴锅、烧杯、量筒、量杯、脱脂棉、滤纸、电炉、蒸发器、漏斗、天平等。

药品：五加皮、制川乌、制草乌、木瓜、红花、麻黄、乌梅、甘草、土槿皮、橙皮、远志、乙醇、白酒、氨溶液等。

三、实验指导

1. 酒剂、酊剂与流浸膏均为含醇浸出制剂，成品均应检查乙醇含量。酒剂与酊剂尚须作甲醇量检查。

2. 酒剂系指将药材用蒸馏酒浸提成分而制得澄清液体剂型。对药材量无统一的规定，通常是以酒为浸出溶剂，采用冷浸渍法、热浸渍法、渗漉法、回流法制备，可加适量的炼糖或炼蜜矫味。

3. 酊剂系指药物用规定浓度的乙醇提取或溶解而制成的澄清液体制剂，亦可用流浸膏稀释制成。除另有规定外，毒性药的酊剂，每100ml相当于原药材10g；其他酊剂，每100ml相当于原药材20g。通常以不同的乙醇为溶剂，采用溶解法、稀释法、浸渍法、渗漉法制备。

4. 流浸膏系指药材用适宜的溶剂提取、蒸去部分溶剂，调整浓度至规定标准而制成的制剂。除另有规定外，每毫升相当于原药材1g。一般以不同浓度的乙醇为溶剂，多用渗漉法制备，亦可用浸渍法、煎煮法制备。操作方法及要点见教材，不再赘述。流浸膏成品至少含20%以上的乙醇，若以水为溶剂的流浸膏，其成品中亦需加20%～25%的乙醇作防腐剂，以利于贮存。

5. 渗漉法的工艺流程为：药材粉碎→润湿→装筒→排气→浸渍→渗漉→收集渗漉液。采用渗漉法制备流浸膏时，按渗漉法操作，收集渗漉液时应先收集药材量85%的初漉液，另器保存，继续渗漉，收集约药材量3～4倍的续漉液。续漉液回收乙醇，低温浓缩至稠膏状，与初漉液合并，搅匀，调整至规定的标准，静置24h以上，滤过，即得。

6.药材的粉碎度应适宜，以利于有效成分的浸出，若过粗有效成分浸提不完全，过细则渗漉、过滤等处理较困难。装筒前药材应润湿，使其充分膨胀；装筒时应将药粉分次加入，层层铺平，松紧一致；装溶剂时应排除筒内气泡。

四、实验内容

（一）抗风湿酒

【处方】五加皮、制川乌、制草乌、木瓜、红花、麻黄、乌梅、甘草各10g，白酒500ml。

【制法】取以上各药加白酒500ml，加热回流提取2h后，放冷过滤，滤渣用力压榨，所得压榨液与滤液合并，静置24h，过滤即得。

【性状】本品为棕黄色的澄清液体；味甜，略麻。

【注】

1.乙醇量测定根据《中国药典》2015年版二部附录Ⅷ E所载气相层析法测定，应符合规定。

2.为使药材中有效成分充分地浸出，处方中质地坚硬的药材应适当粉碎成粗末，但不宜过细，否则造成过滤困难。

3.浸渍期间，应注意时常振摇或搅拌。亦可采用热浸渍法制备。

（二）枸杞酒

【处方】红枣（干）300g，枸杞子500g，酒2500ml。

【制法】取以上各药加白酒2500ml，浸泡14天，过滤，滤渣用力压榨，所得压榨液与滤液合并，静置24h，过滤即得。

【性状】本品为棕黄色的澄清液体；味甜，略麻。

（三）土槿皮酊

【处方】土槿皮200g、乙醇（80％）适量。

【制法】取土槿皮粗粉，置广口瓶中，加80％乙醇100ml，密闭浸渍3～5日，时加振摇或搅拌，滤过，残渣压榨，滤液与压榨液合并，静置24h，滤过，自滤器上添加80％乙醇使成100ml，搅匀，滤过，即得。

【注】

1.本品所用原料土槿皮以2号粉为宜，粉末过细过滤较困难。

2.在浸渍期间，应注意时常振摇或搅拌，为提高浸提效率，可采用重浸渍法。

（四）橙皮酊

【处方】橙皮（最粗粉）20g、乙醇（60％）适量。

【制法】按浸渍法制备。称取干燥橙皮粗粉，置入广口瓶中，加60％乙醇100ml，密盖，时加振摇，浸渍3～5日，倾出上层清液，用纱布过滤，压榨残渣，压榨液与滤液合并，静置24h，滤过，即得。

【注】

1.新鲜橙皮与干燥橙皮的挥发油含量相差较大，故本品所用原料以干燥橙皮为宜，如用鲜橙皮为原料，投料量可酌情增加，乙醇浓度可增加至70％，以保证有效成分的浸出。

2. 用 60%乙醇足以使其中的挥发油全部浸出，且乙醇浓度不宜过高，以防止橙皮中的苦味质与树脂等杂质过多的混入。

3. 浸渍时，应注意适宜的温度不时加振摇，以利于有效成分的浸出。

4. 浸渍法目前也可采用超声波强化浸出：即称取干燥橙皮粗粉 20g，置广口瓶中，加乙醇，密盖，置超声清洗机［工作频率为（25.5～36.5）kHz，输出功率不少于 250W］的清洗槽内水液中，开机，超声浸出 1h，停机，倾取上层清液，过滤，残渣用力压榨，压榨液与滤液合并，静置 1h，过滤，即得。

6. 本品含乙醇量应为 50%～58%。

（五）远志流浸膏

【处方】远志（中粉）100g、浓氨溶液适量、乙醇（60%）加至 100ml。

【制法】取远志，按渗漉法制备。用 60%乙醇作溶剂，浸渍 24h 后，以每分钟 1～3ml 的速度缓缓渗漉，收集初漉液 85ml，另器保存。继续渗漉，待有效成分完全漉出，收集续漉液，在 60℃以下浓缩至稠膏状，加入初漉液，混合后滴加浓氨溶液适量使呈微碱性，并有氨臭，再加 60%乙醇稀释使成 100ml，静置，待澄清，滤过，即得。

【注】

1. 远志内含有酸性皂苷和远志酸，在水溶液中渐渐水解而产生沉淀，因此，加适量氨溶液使成微碱性，以延缓苷的水解，而产生沉淀。

2. 装渗漉筒前，应先用溶剂将药粉湿润。装筒时应注意分次投入，逐层压平；松紧适度，切勿过松、过紧。投料完毕用滤纸或纱布覆盖，加几粒干净碎石以防止药材松动或浮起。加溶剂时宜缓慢并注意使药材间隙不留空气，渗漉速度以 1～3ml/min 为宜。

3. 药材粉碎程度与浸出效率有密切关系。对组织疏松的药材，选用其粗粉浸出即可；而质地坚硬的药材，则可选用中等粉或粗粉。粉末过细可能导致较多量的树胶、鞣质、植物蛋白等黏稠物质的浸出，对主药成分的浸出不利，且使浸出液与药渣分离困难，不易滤清使产品混浊。

4. 收集 85%初漉液，另器保存。因初漉液有效成分含量较高，可避免加热浓缩而导致成分损失和乙醇浓度改变。

5. 本品为棕色的液体，含乙醇量应为 38%～48%。

（六）桔梗流浸膏的制备

【处方】桔梗（5 号粉）100g、55%乙醇适量。

【制法】按渗漉法制备。先收集 85%初漉液，继续渗漉至完全。收集续漉液，在 60℃以下浓缩至稠膏状，加入初浓漉液，混合，再加适量乙醇（70%）稀释至每毫升流浸膏相当于 1g 桔梗，静置 12h，过滤，即得。

【注】①本品含醇量应为 50%～60%。②桔梗有效成分为皂苷，其在酸性溶液中煮沸水解生成桔梗皂苷元及半乳糖，故不宜采用低浓度乙醇作溶剂，以免皂苷水解。另外，若用稀醇（55%）浸出时，应加入氨溶液调整至微碱性，以延缓皂苷水解。

五、实验思考

1. 常用的浸出方法有哪些？各有何特点？
2. 比较浸渍法与渗漉法的异同点？操作中各应注意哪些问题？
3. 比较酒剂与酊剂的异同点？
4. 渗漉法制备流浸膏为何要收集 85%初漉液，另器保存？

实验二　制备糖浆剂

一、实验目的

1. 掌握糖浆剂的制备方法。
2. 学会糖量计的使用方法。
3. 能按工艺制备止咳糖浆。

二、实验指导

1. 单糖浆的制备：33ml 蒸馏水煮沸，添蔗糖加热至溶，用脱脂棉过滤自滤器上补沸蒸馏水至 72ml（热溶法）。

2. 含糖量的测定：用糖量计测定，应不低于 60。

3. 用混合法制备止咳糖浆。

三、实验内容

（一）单糖浆

【处方】蔗糖 42.5g、蒸馏水若干。

【制法】取蒸馏水 25ml，煮沸，加入蔗糖，搅拌溶解后，加热至 100℃，沸后趁热用脱脂棉滤过，自滤器上添加适量热蒸馏水，使成 50ml，混匀即得。

【作用与用途】有矫味、助悬作用。常用于配制液体制剂的矫味剂或制备含药糖浆，亦可作片剂、丸剂包衣的黏合剂。

【注】

（1）本品为蔗糖的近饱和溶液，为无色或淡黄色黏稠液体，含蔗糖 85%（g/ml）或 64.74%（g/g）。25℃时相对密度为 1.313。

（2）原料蔗糖应选用洁净的无色或白色干燥结晶品。盛装本品的容器和用具洗净后应干热灭菌，以防染菌。

（3）本品可用热溶法制备，也可用冷溶法制备，热溶法制得的成品因含转化糖，长期贮存后，色泽易变深，所以制备时加热温度不宜过高，时间不宜过长，以防蔗糖焦化或转化，而影响产品的质量，使色泽加深。加热不仅能加速蔗糖溶解，尚可杀灭蔗糖中的微生物、凝固蛋白，使糖浆易于保存。

（4）趁热灌装时，应将密塞瓶倒置放冷后，再恢复直立，以防蒸汽冷凝成水珠存于瓶颈，致使糖浆发酵变质。本品应密闭，在 30℃以下避光保存。

（5）盛装本品的容器，在装瓶前药瓶及瓶塞均应灭菌。

【含糖量测定】　用手持糖量计进行测定_____。

（二）小儿百部止咳糖浆

【处方】蜜百部 100g、苦杏仁 50g、桔梗 50g、桑白皮 50g、麦冬 25g、知母 25g、黄芩 100g、陈皮 100g、甘草 25g、制天南星 25g、枳壳（炒）50g。

【制法】以上 11 味，加水煎煮两次，第 1 次 3h，第 2 次 2h，合并煎液，滤过，滤液静置 6h 以上，取上清液，浓缩至适量。另取蔗糖 650 克加水煮沸制成糖浆，与上述浓缩液混匀，煮沸，放冷，加入苯甲酸钠 2.5g 与香精适量，加水至 1000ml，搅匀，静置，滤过，即得。

【含糖量测定】 用手持糖量计进行测定_____。

（三）沙桑桔贝止咳糖浆

【处方】桑白皮 11.6g、桔梗 17.4g、沙参 2g、贝母 7.8g、70％乙醇适量。

【制法】以上各药用渗漉法制备成沙桑桔贝流浸膏，取沙桑桔贝流浸膏 3.9ml、薄荷冰 0.05g、尼泊金乙酯 0.1g、蔗糖 61g、95％乙醇 4.6ml，新煮过的蒸馏水适量共制成 100ml。

【含糖量测定】 用手持糖量计进行测定_____。

（四）川贝枇杷糖浆的制备

【处方】川贝母流浸膏 45ml、桔梗 45g、枇杷叶 300g、薄荷脑 0.34g。

【制法】川贝母流浸膏系取川贝母 45g，粉碎成粗粉，用 70％乙醇作溶剂，浸渍 5 天后，缓缓渗漉，收集初漉液 38ml，另器保存，继续渗漉，待可溶性成分完全漉出，续漉液浓缩至适量，加入初漉液，混合，继续浓缩至 45ml，滤过；将桔梗和枇杷叶加水煎煮两次，第 1 次 2.5h，第 2 次 2h，合并煎液，滤过，滤液浓缩至适量，加入蔗糖 400g 及防腐剂适量，煮沸使溶解，滤过，滤液与川贝母流浸膏混合，放冷，加入薄荷脑和适量杏仁香精的乙醇溶液，随加随搅拌，加水至 1000ml，搅匀，即得。

【性状】本品为棕红色的黏稠液体；气香，味甜、微苦、凉。

【检查】相对密度　应不低于 1.13 （附录Ⅶ A）。

【含糖量测定】用手持糖量计进行测定_____。

四、实验思考

1. 写出单糖浆和药物糖浆的含糖量标准。
2. 写出糖量计操作的主要步骤和注意事项。

实验三　制备合剂、口服液

一、实验目的

1. 掌握煎煮法制备中药合剂的方法及操作注意事项。
2. 正确进行特殊药材的处理。
3. 掌握口服液的制备方法及操作注意事项。
4. 熟悉口服液容器的处理及灭菌。

二、实验设备器皿、药品与材料

设备器皿：煎煮容器、电炉、过滤器具、药瓶、抽滤装置、水浴、易拉盖瓶、胶塞、易拉铝盖、扎盖机等。

药品与材料：大青叶、金银花、陈皮、荆芥、百部、石膏、甘草、尼泊金乙酯、黄芪、防风、白术、蔗糖、乙醇（95％）、蒸馏水、大青叶、金银花、陈皮、荆芥、百部、石膏、甘草等。

三、实验指导

1. 中药合剂是指药材用水或其他溶剂，采用适宜的方法提取、纯化、浓缩制成的内服液体制剂。

2. 口服液是指合剂单剂量包装的制剂，即将药材用水或其他溶剂采用适宜方法提取后，经浓缩制成的单剂量内服液体制剂。是在汤剂、中药注射剂基础上发展起来的新剂型，吸收中药注射剂的工艺特点，将汤剂进一步精制、浓缩、灌封、灭菌。口服液服用剂量小、吸收快、质量稳定、携带服用方便、易保存，尤其适合于工业生产，故口服液已成为药物制剂中发展较快的剂型之一。

3. 中药合剂（口服液）的制备工艺流程为：浸提→纯化→浓缩→配液→分装→灭菌等。

四、实验内容

（一）小儿上感合剂

【处方】大青叶 20g、金银花 20g、陈皮 10g、荆芥 10g、百部 15g、石膏 20g、甘草 5g、尼泊金乙酯 0.025g、蔗糖适量。

【制法】先将石膏加水煎煮 30min，再将金银花、百部、大青叶、甘草加入一起煎煮 20min，最后加入荆芥、陈皮继续煎煮 15min，过滤。药渣再煎煮 30min，过滤，合并滤液。将滤液浓缩至 50ml，加入蔗糖与尼泊金乙酯搅匀即得。

【注】

1. 因石膏质地坚硬，有效成分不易煎出，故应打碎先煎 30min。

2. 荆芥、陈皮均含挥发油，为避免挥发油损失，应后下。

3. 中药合剂可根据需要合理选加防腐剂和矫味剂，常用的防腐剂有山梨酸、苯甲酸、尼泊金类等；常用的矫味剂有单糖浆、蜂蜜、甘草甜素和甜叶菊苷等。

4. 应在清洁避菌的环境中配制，及时灌装于无菌洁净干燥的容器中。

（二）玉屏风口服液

【处方】黄芪 600g、防风 200g、白术（炒）200g、蔗糖 400g、蒸馏水加至 1000ml。

【制法】前 3 味，将防风等碎断，提取挥发油，蒸馏后的水溶液另器收集；药渣及其余 2 味，加水煎煮 2 次，第 1 次 1.5h，第 2 次 1h，合并煎液，过滤，滤液浓缩至适量，放冷，加乙醇使沉淀，放置 24h，取上清液并减压回收乙醇，加水搅匀，静置，取上清液滤过，滤液浓缩。另取蔗糖 400g 制成糖浆，与上述药液合并，再加入挥发油，加蒸馏水调整总量至 1000ml，搅匀，滤过，灌装，灭菌，即得。

（三）生脉饮口服液

【处方】党参 75g、麦冬 50g、五味子 50g、蜂蜜 30g、山梨酸 0.5g、60%糖浆适量，共制 200ml。

【制法】前 3 味，粉碎成粗粉，照流浸膏剂与浸膏剂项下的渗漉法（附录 I O），用 65%乙醇作溶剂，浸渍 24h 后进行渗漉，收集漉液约 4500ml，减压浓缩至约 250ml，放冷，加水 400ml 稀释，滤过，另加 60%糖浆 300ml 及适量防腐剂，并调节 pH 值至规定范围，调整总量至 1000ml，搅匀，静置，滤过，灌封，灭菌，即得。

【性状】本品为黄棕色至淡红棕色的澄清液体，久置可有微量混浊；气香，味酸甜、微苦。

五、实验思考

1. 写出配液流程。
2. 写出口服液瓶和瓶盖的处理方法。
3. 写出灌装、锁口、灭菌方法及注意事项。
4. 写出酒沉、水沉的目的和操作注意事项。
5. 写出口服液罐装室的消毒处理方法和操作注意事项。

实验四　制备溶液型液体制剂

一、实验目的

掌握薄荷水的制备方法和操作技能。

二、实验用品

处方中的药物、天平、量筒、滴管（或微量注射器）、研钵、具塞、玻璃瓶、漏斗、滤纸、剪刀、布氏漏斗、抽滤瓶、真空泵、橡胶管、包装瓶、标签。

三、实验指导

因挥发油和挥发性物质在水中的溶解度均很小（0.05%），为了增加其溶解度，必须尽可能增加溶质与水的接触面积。因此，一般多采用振摇法和加分散剂法制备芳香水剂。

薄荷油的处方用量为其溶解量的 4 倍，滑石粉在这里作分散剂，将薄荷油吸附在颗粒的周围，使它分散得更细，易于溶解，同时在滤纸上形成滤床，吸附剩余的溶质及杂质，利于溶液澄清，有吸附与助滤作用。加精制滑石粉作分散剂时，研磨时间不宜过长，以免滑石粉过细而使溶液混浊，需反复滤过才能澄明。

四、实验内容

薄荷水的制备

【处方】薄荷油 0.1ml、滑石粉 0.75g、蒸馏水加至 50ml。

【制法】称取滑石粉 0.75g，置于干燥研钵中，量取薄荷油加到滑石粉上，充分研匀。量取蒸馏水 47.5ml，分次加到研钵中，先加少量，研匀后再逐渐加入其余部分的蒸馏水，每次都要研匀，最后留下少量蒸馏水；将上述混合液移入有塞玻璃瓶中，用余下的蒸馏水将研钵中的滑石粉冲洗入玻璃瓶中，加塞剧烈振摇 10min，用润湿过的滤纸反复滤过，直至澄清。再从滤器上添加蒸馏水至 50ml，摇匀，即得。

五、实验思考

制备薄荷水时，为何加入精致滑石粉？有哪些制备方法？

实验五　制备胶体溶液型液体制剂

一、实验目的

掌握胶体溶液型液体制剂的一般制备方法。

二、实验指导

1. 混悬型液体制剂（简称混悬剂），系指_____以细小的微粒（_____μm），分散在_____分散介质中形成_____分散体系。

2. 混悬型液体制剂一般配置方法有_____和_____。

3. 混悬剂的稳定剂有_____、_____、_____、_____、_____。

三、实验内容

羧甲基纤维素钠胶浆的制备

【处方】羧甲基纤维素钠 1.25g、甘油 15ml、羟苯乙酯溶液（5%）1ml、香精适量、纯化水适量，共制 50ml。

【制法】取羧甲基纤维素钠分次加入 25ml 热纯化水中，轻加搅拌使其溶解，然后加入甘油、羟苯乙酯溶液（5%）、香精，最后添加纯化水至 50ml，搅匀，即得。

【注】

1. 羧甲基纤维素钠为白色纤维状粉末或颗粒，无臭，在冷、热水中均能溶解，但在冷水中溶解缓慢，不溶于一般有机溶剂。配制时，羧甲基纤维素钠如先用少量乙醇湿润，再按上法溶解则更为方便。

2. 羧甲基纤维素钠遇阳离子型药物及碱土金属、重金属盐能发生沉淀，故不能使用季铵盐类和汞类防腐剂。

3. 本品在 pH 值 5～7 时黏度最高，当 pH 值低于 5 或高于 10 时黏度迅速下降，一般选 pH 值为 6～8。

4. 甘油可以起保湿、增稠和润滑作用。

四、实验记录

1. 成品性状：

2. 实验讨论：

实验六　制备混悬型液体制剂

一、实验目的

1. 掌握混悬型液体制剂的一般制备方法。
2. 熟悉按药物性质选用合适的稳定剂。
3. 掌握液体石蜡乳剂的制备方法及操作注意事项。

二、实验用品

炉甘石、氧化锌、甘油、纯化水、乳钵、量杯、量筒、小烧杯、电子天平等。

三、实验指导

实验原理：混悬剂中的微粒由于受重力的作用，静置后会自然沉降，为了减小混悬剂的沉降速度一方面尽可能地减小微粒的半径，采取适当的办法将药物粉碎得愈细愈好，另一方面加入高分子助悬剂或絮凝剂与反絮凝剂来加增加混悬液的稳定性。

炉甘石洗剂中炉甘石与氧化锌应分别研细后再混匀，加甘油和适量水进行研磨，加水的量以成糊状为宜，太干或太稀影响粉碎效果。处方中氧化锌以轻质者为好。

四、实验内容

（一）炉甘石洗剂

【处方】炉甘石 0.8g、氧化锌 0.5g、甘油 3ml、羧甲基纤维素钠 0.1g、蒸馏水加至 50ml。

【制法】将炉甘石、氧化锌先用甘油研成糊状，再加入羧甲基纤维素钠胶浆，继续研磨，最后加蒸馏水至足量，即得。

【注】

1. 炉甘石洗剂中的炉甘石和氧化锌应混合过 120 目筛。炉甘石是氧化锌与少量氧化铁的混合物，按规定，炉甘石按干燥品计算含氧化锌不得少于 40%。氧化锌和炉甘石为典型的亲水性药物，可以被水润湿，故先加入适量分散剂研成细腻的糊状。使粉末被水分散，得以阻止颗粒的凝聚，振摇时易悬浮。

2. 炉甘石洗剂属于混悬剂制剂。若配制不当或助悬剂使用不当，就不易保持良好的悬浮状态，并且涂用时也会有沙砾感。久贮颗粒聚结，虽振摇也不易再行分散。改进本品的悬浮状态有多种措施，如应用高分子物质（如羧甲基纤维素钠）作助悬剂。

3. 比较不同稳定剂对本制剂的稳定作用。

【处方】

处方号	1	2	3	4	5
炉甘石/g	3.0	3.0	3.0	3.0	3.0
氧化锌/g	1.5	1.5	1.5	1.5	1.5

处方号	1	2	3	4	5
甘油/g	1.5	1.5	1.5	1.5	1.5
0.5%西黄蓍胶/ml	20ml				
0.5%甲基纤维素钠/ml		20ml			
10%聚山梨酯80/ml			6ml		
0.36%三氯化铝/ml				10ml	
蒸馏水/ml	30.0	30.0	30.0	30.0	30.0

（二）复方硫洗剂

【处方】沉降硫 1.5g、硫酸锌 1.5g、甘油 1ml、吐温-80 0.25ml、蒸馏水加至 50ml。

【制法】取沉降硫置研钵中，加入吐温-80、甘油和少量蒸馏水研磨，再缓缓加入蒸馏水，边加边研，直至全量，即得。

【注释】硫黄有升华硫、精制硫和沉降硫三种，以沉降硫的颗粒最细，故复方硫洗剂最好选用沉降硫。硫黄为典型的疏水性药物，不被水润湿但能被甘油润湿，故应先加入甘油与之充分分散。也可考虑应用 0.75%～1%（W/V）甲基纤维素作混悬剂或 5%（V/V）苯扎溴铵代替甘油作润湿剂。

五、实验记录

1. 制备炉甘石洗剂，比较不同稳定剂的作用，将实验结果填于下表。

沉降高度与时间的关系

沉降时间/min	初总高度 H_0	试管1放置后沉淀高度 H	试管2放置后沉淀高度 H	试管3放置后沉淀高度 H	试管4放置后沉淀高度 H	试管5放置后沉淀高度 H
10						
20						
30						

2. 根据上表数据以 H 值为纵坐标，时间为横坐标，绘出炉甘石洗剂各处方的沉降曲线，得出结论（哪个稳定剂的稳定作用好？哪个稳定剂的稳定作用差）。

实验七　制备乳剂

一、实验目的

1. 会正确制备乳剂。
2. 会正确评价乳剂的质量。

二、实验指导

1. 液体药剂按分散系统分为溶液型、胶体型、混悬型和乳浊型 4 种类型。各类液体药剂其制备方法不相同，检查项目和要求也不相同。

2. 制备乳浊液有干胶法和湿胶法。干胶法先将胶粉与油混合均匀，加入一定量水，乳化成初乳，再逐渐加水稀释至全量。湿胶法则将胶先溶于水中制成胶浆作为水相，将油相分次加入水相中，研磨制成初乳，再加水至全量。乳浊液中药物的添加方法，需根据药物的溶解性采用不同的方法加入。制备时需加入能降低油水界面张力的乳化剂，使乳浊液得以稳定。

3. 干胶法简称干法，适用于乳化剂为细粉者；湿胶法简称湿法，所用的乳化剂可以不是细粉，预先能制成胶浆（胶：水为1:2）者即可。

4. 制备初乳时，干法应选用干燥乳钵，量油的量器不得沾水，量水的量器也不得沾油，油相与胶粉（乳化剂）充分研匀后，按液状石蜡：胶：水为3:1:2比例一次加水，迅速向同一方向研磨，直至稠厚的乳白色初乳形成为止，其间不能改变研磨方向也不宜间断研磨。

5. 制备O/W型乳剂必须在初乳制成后，方可加水稀释。

6. 乳钵应选用内壁较为粗糙的瓷乳钵。

三、实验内容

1. 鱼肝油乳

【处方】鱼肝油12.5ml、阿拉伯胶粉3.1g、西黄蓍胶粉0.2g、水适量。

【制法】取水约6.2ml与阿拉伯胶置干燥乳钵中，研匀后，缓缓逐滴加入鱼肝油，迅速向同一方向研磨，直至产生油相被撕裂成油球而乳化的劈裂声，继续研磨至少1min，制成稠厚的初乳。然后加入西黄蓍胶浆（取西黄蓍胶置干燥的乳钵中，加乙醇几滴润湿后，一次加入水5ml，研磨均匀）与适量水，使成25ml，搅匀，即得。

【注】本实验采用湿胶法制备鱼肝油乳（O/W型）。制备初乳时，应严格遵守油、水、胶的比例约为4:2:1；研磨时应注意方向一致，并由乳钵中心向外、再由外向中心研磨。

2. 石灰搽剂

【处方】氢氧化钙溶液5.0ml、花生油5.0ml。

【制法】取氢氧化钙溶液与植物油置具塞三角烧瓶中，用力振摇，使成乳状液，即得。

【注】本处方系W/O型乳剂，乳化剂为氢氧化钙与花生油中所含的少量游离脂肪酸经皂化反应生成的钙皂。其他常见的植物油如菜油等均可代替花生油，因为这些油中也含有少量的游离脂肪酸。

3. 液状石蜡乳的制备（干胶法）

【处方】液状石蜡12ml、阿拉伯胶4g、纯化水加至30ml。

【制法】干胶法：将阿拉伯胶分次加入液状石蜡中研匀，加纯化水8ml研至发出噼啪声，即成初乳。再加纯化水适量研匀，共制成30ml乳剂，即得。

4. 液状石蜡乳的制备（湿胶法）

【处方】液状石蜡12ml、阿拉伯胶4g、纯化水加至30ml。

【制法】湿胶法：取纯化水8ml置乳钵中，加4g阿拉伯胶粉研成胶浆。再分次加入12ml液状石蜡，边加边研磨至初乳形成，再加纯化水适量研匀，共制成30ml，即得。

四、实验思考

1. 影响乳浊液稳定性的因素有哪些？
2. 初乳制备的关键是什么？
3. 稀释法和显微镜法中判断乳剂类型的依据是什么？

模块五　中药半固体制剂实验

实验一　制备乳膏剂

一、实验目的

1. 掌握不同类型、不同基质乳膏剂的制备方法及其操作要点。
2. 掌握乳膏剂的制备工艺流程，药物的加入方法及制备过程中的注意事项。
3. 掌握乳膏剂中药物的加入方法。
4. 了解乳膏剂的质量评定方法。

二、实验设备器皿、药品与材料

设备器皿：乳钵、水浴、软膏板、软膏刀、蒸发皿、烧杯、电炉、温度计、药筛、乳匀机等。

药品与材料：苯甲酸，水杨酸，硬脂酸，硬脂醇，樟脑，薄荷脑，薄荷油，桉叶油，石蜡，蜂蜡，浓氨水，羊毛脂，白凡士林，液体石蜡，油酸山梨坦，聚山梨酯，甘油，山梨酸，PEG4000，PEG400，单硬脂酸甘油酯，三乙醇胺，包装材料，纯化水等。

三、实验指导

1. 乳膏剂是由药物与基质组成，基质为乳膏剂的赋形剂，占软膏组成的大部分，所以基质对乳膏剂的质量、理化特性及药物疗效的发挥均有极其重要的影响，基质本身具有保护与润滑皮肤的作用。常用的基质有三类：即油脂性基质、乳剂基质和水溶性基质。不同类型的软膏基质对药物释放、吸收的影响不同，其中以乳剂基质释药为最快。不同类型软膏的制备可根据药物和基质的性质、制备量及设备条件不同而分别采用研合法、熔融法和乳化法制备。若软膏基质比较软，在常温下通过研磨即能与药物均匀混合，可用研磨法。若软膏基质熔点不同，在常温下不能与药物均匀混合，或药物能在基质中溶解，或药材须用基质加热浸取其有效成分，多采用熔融法。乳化法是制备乳膏剂的专用方法。

2. 制备软膏的操作注意事项

（1）选用油脂性基质时，应纯净，否则应加热熔化后滤过，除去杂质，或加热灭菌后备用。

（2）混合基质的熔点不同时，熔融时应将熔点高的先熔化，然后加入熔点低的熔化。

（3）基质可根据含药量的多少及季节的不同，适量增减蜂蜡、石蜡、液状石蜡或植物油等用量，以调节软膏稠度。

（4）水相与油相两者混合的温度一般应控制在 80℃ 以下，且两相温度应基本相同，以免影响乳膏的细腻性。

（5）乳化法中两相混合时的搅拌速率不宜过慢或过快，以免乳化不完全或因混入大量空气使成品失去细腻和光泽并易变质。

（6）不溶性药物应先研细过筛、再按等量递增法与基质混合。药物加入熔化基质后，应搅拌至冷凝，以防药粉下沉，造成药物分散不匀。

（7）挥发性或易升华的药物和遇热易破坏的药物，应将基质温度降低至 30℃ 左右加入。

（8）处方中有共熔组分如樟脑、冰片等共存时，应先将其共熔后，再与冷至 40℃ 以下的基质混匀。

（9）中药煎剂、流浸膏等可先浓缩成稠膏，再与基质混合。稠膏应先加少量溶剂（稀乙醇）使之软化或研成糊状后，再加入基质中混匀。

3. 乳膏剂制备时，药物加入基质中的方法

（1）可溶性药物可以用适宜溶剂溶解后再加入基质中，可溶于基质的药物可以将基质加热溶化后，直接加入药物混匀。

（2）不溶于基质的药物粉碎过 120 目筛，与少量基质研匀成糊状，按等量递加法与余下基质均匀混合。

（3）热敏感、挥发性药物应在基质冷至 45℃ 以下时再加入；处方中含有共熔成分时，可先使其共熔后，再与冷却至 45℃ 以下的基质混匀。

（4）中药水煎液中含有大量水分，易生霉，应适当浓缩后加入防腐剂，再与基质混匀。

（5）对于处方中含量较少的药物，应与少量基质混匀后，采取等量递加法与余下基质混合均匀，以避免药物损失。

四、实验内容

（一）盐酸黄连素软膏

【处方】盐酸黄连素 0.5g、凡士林适量、液体石蜡适量。

【制法】取盐酸黄连素置乳钵中，加少量（约 2ml）液体石蜡，研磨至均匀细腻糊状，再分次递加凡士林至全量，研匀即得。

【注】盐酸黄连素应与液体石蜡先混合使成细糊状，以利于与凡士林混合均匀。混合时应采用等量递增法混合。

（二）W/O 型乳剂基质

【处方】白蜂蜡 12g、石蜡 12g、液体石蜡 56g、硼砂 0.5g、蒸馏水适量制成 100g。

【制法】取白蜂蜡、石蜡与液体石蜡，置容器中在水浴上加热熔化后，保持温度在 70℃ 左右；另取硼砂溶于约 70℃ 的水中，将水相缓缓加入油相中，不断向同一方向搅拌至冷凝，即得。

【注】1. 处方中蜂蜡含有少量高级脂肪醇为 W/O 型乳化剂，尚含有少量高级脂肪酸，高级脂肪酸与硼砂水解生成的氢氧化钠反应生成钠皂，为 O/W 型乳化剂。因处方中油相大于水相，故形成的是 W/O 型乳剂基质，如果增加水相比例（大于 50%），则形成 O/W 型乳剂基质。

2. 油、水两相混合时温度应相同，并不断搅拌至冷凝，搅拌是做乳化功，乳化功越大，乳膏越均匀细腻。

(三）O/W 型乳剂基质

【处方】硬脂酸 17g、液体石蜡 25g、羊毛脂 2g、三乙醇胺 2g、甘油 5ml、尼泊金甲酯 0.1g、蒸馏水加至 100ml。

【制法】取硬脂酸、液体石蜡、羊毛脂在水浴中加热至熔，继续加热至 75℃；另将三乙醇胺、尼泊金甲酯及蒸馏水 25ml，加热至 75℃，慢慢倒入硬脂酸等混合物中，随加随搅拌，加完后继续搅拌至 40℃（此时基质乳化后由细变粗，又由粗变细）即得。

【注】1. 本品为 O/W 型乳剂基质。处方中硬脂酸、液体石蜡、羊毛脂作油相；甘油、三乙醇胺、蒸馏水作水相；部分硬脂酸与三乙醇胺形成三乙醇胺皂作乳化剂；甘油为保湿剂；尼泊金甲酯为防腐剂。

2. 羊毛脂为类脂类，基质中加入羊毛脂，增加了对皮肤的亲和性，有利于药物透入真皮中发挥作用。

3. 本品除可用尼泊金甲酯作防腐剂外，亦可用尼泊金乙酯及苯甲酸钠等。

(四）黄芩素乳膏

【处方】黄芩素细粉（过六号筛）4g、冰片 0.2g、硬脂酸 12g、单硬脂酸甘油酯 4g、蓖麻油 2g、甘油 10g、三乙醇胺 1.5ml、尼泊金乙酯 0.1g、蒸馏水 50ml 制成 100g。

【制法】（1）将硬脂酸、单硬脂酸甘油酯、蓖麻油、尼泊金乙酯共置干燥烧杯内，水浴加热至 50～60℃使全熔。

（2）将甘油、黄芩素、蒸馏水置另一烧杯中，加热至 50～60℃左右，边搅拌边加入三乙醇胺，使黄芩素全溶。

（3）将冰片加入（1）液中溶解后，立即将（1）逐渐加入（2）中，边加边搅拌，至室温，即得。

(五）油脂性基质黄芩素软膏

【处方】黄芩素细粉（过六号筛）4g、凡士林 87g、羊毛脂 9g。

【制法】称取凡士林，加羊毛脂，水浴加热熔融后，加入黄芩素细粉，搅匀，放冷即得。

(六）烧烫伤膏的制备

【处方】獾油 192g、地榆 28.8g、大黄 28.8g、冰片 6g、虫白蜡 7.2g、无水羊毛脂 2.4g、蜂蜡 7.2g、茉莉香精 0.18g、白凡士林 12g。

【制法】以上 9 味，地榆、大黄粉碎成细粉，过筛；冰片研细，獾油加热至 100℃以上，滤过，置容器内。蜂蜡、虫白蜡加热至 100℃，加入白凡士林和无水羊毛脂，熔化后，过滤，制成基质。取基质 28.8g 加热熔融，加入獾油搅匀，放冷至 70℃，加入上述地榆和大黄粉，搅拌均匀，冷却至 50℃加入冰片和茉莉香精，搅匀，即得。

(七）徐长卿软膏的制备

【处方】丹皮酚 1g、硬脂酸 15g、三乙醇胺 2g、甘油 4g、羊毛脂 2g、液体石蜡 25ml、蒸馏水 50ml。

【制法】取硬脂酸、羊毛脂、液体石蜡置容器中，水浴上加热熔化，得油相，80℃保温备用。另取三乙醇胺溶于蒸馏水，加热至 80℃，得水相。将水相缓缓加入油相中，按同一方向不断搅拌至白色细腻膏状。丹皮酚用少量液体石蜡研匀后与基质混匀。

【注】丹皮酚是从中药徐长卿中提取的有效成分，其熔点为 49.5～50.5℃，难溶于水。丹皮酚的提取方法：取徐长卿，加约 8 倍量乙醇，分两次热回流提取，每次 2～3h，滤取提

取液，回收乙醇，将残液进行蒸馏，至馏出液加三氯化铁试液不再显紫色为止。收集蒸馏液，静置过夜，有无色针状结晶析出。滤取结晶，于50℃以下干燥即得丹皮酚粗品（也可用乙醇进一步精制）。

（八）紫草膏的制备

【处方】紫草50g、当归15g、防风15g、地黄15g、白芷15g、乳香15g、没药15g。

【制法】（1）药料处理　乳香、没药碎成细粉，过筛。

（2）炸料　其余5味碎断，加入食用植物油600g，浸泡约4小时以上，置锅内炸枯，去渣；将紫草用水润湿，置锅内炸至油呈紫红色，去渣，滤过。

（3）制膏　另将蜂蜡适量（每10g药油加蜂蜡2～4g）加入上述药油内熔化，待温，加入上述粉末搅匀，即得。

（九）以硬脂酸钾肥皂为乳化剂制成的基质

【处方】硬脂酸140g、氢氧化钾7g、甘油100g、蒸馏水加至1000g。

【制法】取硬脂酸于水浴上加热熔融后，冷至80℃时，在不断搅拌下，缓缓加入同温的氢氧化钾水溶液及甘油，继续搅拌至冷凝即得。

【注】本品是以新生的钾皂为乳化剂所制成的水包油型乳剂基质，甘油为保湿剂。若在上述基质中增加一些单硬脂酸甘油酯，可使乳剂更稳定。

（十）以硬脂酸三乙醇胺肥皂为乳化剂制成的基质

【处方】硬脂酸120g、液体石蜡60g、单硬脂酸甘油酯35g、白凡士林10g、羊毛脂50g、尼泊金乙酯1g、三乙醇胺4g、蒸馏水加至1000g。

【制法】取前5种药物在水浴上加热至熔，继续加热至80℃，另将三乙醇胺、尼泊金乙酯及适量蒸馏水加热至80℃，将油相慢慢加入水相中，随加随搅拌，加完后继续搅拌至40℃，即得。

（十一）亲水凡士林

【处方】蜂蜡30g、硬脂醇30g、胆甾醇30g、白凡士林适量，共制成1000g。

【制法】将胆甾醇加入3种基质，在水浴上熔化后，搅拌至冷凝即得。

【注】本品加等量水混合后，仍有软膏样稠度，可作为吸水性基质与药物水溶液配伍，成为W/O型乳膏。此软膏可吸收分泌液。遇水不稳定的药物可选用本品为基质。

（十二）清凉油

【处方】樟脑8g、薄荷脑8g、薄荷油5ml、桉叶油5ml、石蜡10g、蜂蜡5g、浓氨水0.3ml、凡士林10g。

【制法】将樟脑、薄荷脑于研钵中研磨使其共熔液化后，加入薄荷油，桉叶油研匀，备用。将石蜡、蜂蜡、凡士林于蒸发皿中，加热至110℃，如有杂质可过滤，冷却至70℃，将上述共熔物加入油相中，搅匀，最后加入氨水，搅拌均匀，25～60℃时装盒，即得。

五、实验思考

1. 乳膏剂的制法有哪些？如何选用？不同类型的基质应选择何种方法制备？

2. 分析乳剂基质处方，写出制备工艺流程及应注意哪些问题？油、水两相的混合方法有几种？操作关键是什么？

3. 制备乳膏剂时处方中的药物应如何加入？

实验二　制备煎膏剂(膏滋)

一、实验目的

1. 掌握煎膏剂的制备方法及炼糖方法。
2. 正确判断煎膏剂的质量。
3. 学习相对密度的测定方法。

二、实验设备器皿、药品与材料

设备器皿：烧杯、不锈钢锅、蒸发皿、漏斗、玻棒、电炉、酒精灯、天平、纱布、滤纸、量杯等。

药品：蔗糖、益母草、蒸馏水等。

三、实验指导

1. 煎膏剂一般是先将药材提取浓缩至规定相对密度的清膏，再加入规定量的炼蜜或炼糖收膏，除另有规定外，加糖量一般不超过清膏量的 3 倍，加入量过多、蔗糖转化率不适当均可导致煎膏剂出现"返砂"现象。若需加入药物细粉收膏，应待清膏冷却后加入，搅拌混匀。

2. 收膏时应不断搅拌，防止焦糊。收膏稠度视品种而定，相对密度一般控制在 1.40 左右。

3. 煎膏剂分装时应待煎膏充分冷却后再装入洁净、干燥的大口容器中，然后加盖，切勿热时分装加盖，以免水蒸气冷凝回流入煎膏中，久贮后产生霉败现象。

四、实验内容

(一) 益母草膏

【处方】益母草 250g、红糖 63g。

【制法】取益母草洗净切碎，置锅中，加水煎煮 2 次，每次 2h，合并煎液，滤过，滤液浓缩成相对密度 1.21～1.25 (80℃) 的清膏。称取红糖，加糖量 1/2 的水及 0.1% 酒石酸，加热熬炼，不断搅拌，至呈金黄色时，加入上述清膏，继续浓缩至规定的相对密度，即得。

【性状】本品为棕黑色稠厚的半流体；气微，味苦、甜。

【注】1. 本品 10g，加水 20ml 稀释后，相对密度应为 1.10～1.12。

2. 炼糖时加入 0.1% 酒石酸的目的是为促使蔗糖的转化，若蔗糖转化率不适当可导致煎膏出现"返砂"现象。

(二) 夏枯草膏

【处方】夏枯草。

【制法】取夏枯草，加水煎煮 3 次，每次 2h，合并煎液，滤过，滤液浓缩成相对密度为 1.21～1.25 (80～85℃) 的清膏。每 100g 清膏加炼蜜 200g 或蔗糖 200g，加热溶化，混匀，浓缩至规定的相对密度，即得。

【性状】本品为黑褐色稠厚的半流体；味甜、微涩。

（三）养阴清肺膏的制备

【处方】地黄 100g、麦冬 60g、玄参 80g、川贝母 40g、白芍 40g、牡丹皮 40g、薄荷 25g、甘草 20g、炼蜜 500g。

【制法】川贝母用 70％乙醇作溶剂，浸渍 18h 后，以每分钟 1～3ml 的速度缓缓渗漉，收集漉液 320ml，回收乙醇；牡丹皮与薄荷分别用水蒸气蒸馏，收集蒸馏液，分取挥发性成分另器保存；药渣与其余地黄等 5 味药材加水煎煮两次，每次 2 h，合并煎液，静置，滤过，滤液与川贝母提取液合并，浓缩至适量，加炼蜜 500g，混匀，滤过，滤液浓缩至规定的相对密度，放冷，加入牡丹皮与薄荷的挥发性成分，混匀，即得。

【性状】本品为棕褐色稠厚的半流体；气香，味甜，有清凉感。

五、实验思考

1. 制备煎膏剂为何要炼糖？如何判断收膏的程度？
2. 制备煎膏剂的过程中应注意哪些问题？如何防止煎膏剂出现"返砂"现象？

模块六　其他中药制剂实验实训

实验一　制备栓剂

一、实验目的

1. 掌握用热熔法制备栓剂的操作方法及注意事项。
2. 掌握热熔法制备栓剂的工艺流程及操作要点。
3. 熟悉各类栓剂基质的特点及适用范围。
4. 了解置换值在栓剂制备中的应用。

二、实验设备器皿、药品与材料

设备器皿：栓模（阴道栓模、肛门栓模）、蒸发皿、研钵、水浴锅、电炉、分析天平、融变时限检查仪、天平、刀片、烧杯、包装纸、蒸馏水、软膏刀、温度计、蒸馏装置、干燥箱等。

药品与材料：甘油、甘油明胶、硬脂酸，碳酸钠、硼酸、葡萄糖、蛇床子、黄连、蒸馏水等。

三、实验指导

1. 栓剂系用药材提取物或药粉与适宜基质制成的供腔道给药的固体制剂，其形状和重量根据腔道不同而异。目前常用的栓剂主要有肛门栓和阴道栓两种。

2. 栓剂中的药物与基质应充分混合均匀，栓剂在常温下应具有适宜硬度与韧性、无刺激性，熔点应接近体温（约37℃），塞入腔道后，应能融化、软化或熔化，并与分泌液混合，逐渐释放出药物，产生局部或全身作用。

3. 栓剂的基质可分为脂肪性基质、水溶性及亲水性基质两类。脂肪性基质有可可豆油、半合成脂肪酸酯、香果脂等；水溶性及亲水性基质有甘油明胶、聚乙二醇类、聚氧乙烯（40）硬脂酸酯等。为利于脱模，使栓剂外观光洁，制备栓剂时栓模应涂以润滑剂。常用的润滑剂有：脂肪性基质选用软皂、甘油、95％乙醇混合制成溶液（三者比例为1∶1∶5）；水溶性及亲水性基质选用液体石蜡、植物油、硅油等。在某些栓剂中还可加入表面活性剂使药物易于释放和被机体吸收。

4. 栓剂的制备方法有热熔法、冷压法和搓捏法三种，可按基质和药物的性质选择制法。目前生产上以热熔法应用最广泛，水溶性及亲水性基质的栓剂可采用热熔法。而脂肪性基质可采用上述三法中的任何一种，热熔法制备栓剂的工艺流程为：基质熔化→加入药粉混匀→注模→冷却成型→削去溢出部分→脱模→质检→包装。

5. 制备栓剂时环境应洁净，用具、容器需经适宜方法清洁或灭菌，原料和基质也应根据使用部位，按卫生学的要求，进行相应的处理。

6. 栓剂中药物的处理与混合，油溶性药物可直接溶于已熔化的基质中；中药饮片提取浓缩液或不溶于油脂而溶于水的药物可直接与熔化的水溶性基质混合；或先加少量水溶解，再以适量羊毛脂吸收后与基质混合；难溶性固体药物，一般应先粉碎成细粉（过六号筛）混悬于基质中。能使基质熔点降低或使栓剂过软的药物在制备时，可酌加熔点较高的物质如蜂蜡等予以调整。

7. 同一栓模制得的栓剂容积是相同的，但因基质和药物密度不同，其栓剂的重量也有差异。所以在设计栓剂处方和制备时，为了确定基质用量以保证栓剂剂量的准确性，需预测药物的置换价。置换价（f）即药物的重量与同体积基质重量之比值。如鞣酸的可可豆脂置换价为1.6，即1.6g鞣酸与1.0g可可豆脂所占的体积相同。

8. 栓剂的包装材料一般为铝箔或塑料膜盒等，应无毒并不与药品起作用。成品置30℃以下密闭保存，贮存时应注意避免受热、受潮及受压。

四、实验内容

（一）甘油栓

【处方】甘油16.0g、碳酸钠0.4g、硬脂酸1.6g、蒸馏水2.0g，制成肛门栓6枚。

【制法】取干燥碳酸钠与蒸馏水置蒸发皿内，搅拌溶解，加甘油混合后置水浴上加热，加热同时缓缓加入硬脂酸细粉并随加随搅拌，待泡沫停止、溶液澄明后，注入已涂有润滑剂（液体石蜡）的栓模中，冷却，削去溢出部分，脱模，即得。

【注】1. 本品系以硬脂酸与碳酸钠生成钠肥皂，由于肥皂的刺激性与甘油较高的渗透压而能增加肠蠕动，呈现泻下作用。其化学反应式为：

$$2C_{17}H_{35}COOH + Na_2CO_3 \longrightarrow 2C_{17}H_{35}COONa + CO_2 \uparrow + H_2O$$

甘油栓中含有大量甘油，甘油与钠肥皂混合使之硬化呈固体凝胶状，二者均具轻泻作用。

2. 制备甘油栓时，硬脂酸细粉应少量分次加入，与碳酸钠充分反应，直至泡沫停止、溶液澄明、皂化反应完全，才能停止加热。皂化反应产生的二氧化碳必须除尽，否则所制得的栓剂内含有气泡。注入栓模时务必除尽气泡，否则影响栓剂的剂量和外观。本品水分含量不宜过多，因肥皂在水中呈胶体，水分过多会使成品发生混浊。故可采用硬脂酸钠与甘油，经加热、溶解、混合制成甘油栓，如此既可省去皂化反应步骤又可提高甘油栓的质量，并使甘油栓无水分渗出。

3. 优良的甘油栓应透明而有适宜的硬度，所皂化反应必须完全。否则留有未皂化的硬脂酸而影响成品的透明度和弹性。为使皂化反应完全，一是将皂化温度升高，控制在115℃左右可加速皂化反应的完成；二是处方中碱的用量须比理论值稍高。

4. 注模前应将栓模预热（80℃左右），使冷却缓慢进行，如冷却过快，成品的硬度、弹性、透明度均受影响。

（二）蛇黄栓

【处方】蛇床子（10号粉）1.0g、黄连（10号粉）0.5g、硼酸0.5g、葡萄糖0.5g、甘油适量、甘油明胶适量。

【制法】取蛇床子、黄连、硼酸、葡萄糖加适量甘油研成糊状，将甘油明胶置水浴上加热，待熔化后，再将上述蛇床子等糊状物加入，不断搅拌均匀，倾入已涂有润滑剂的阴道栓膜内，共制成10颗，冷却，削去多余栓块，启模，取出，包装即得。

【注】 1. 甘油明胶由明胶、甘油和水三者按一定比例组成。制备时明胶需先用水浸泡使之溶胀变软，加热时才易溶解，否则无限溶胀时间延长，且含有一些未溶解的明胶小块或颗粒。

2. 甘油明胶多用作阴道栓剂基质，具有弹性，在体温时不熔融，而是缓缓溶于体液中释出药物，故作用持久。制备时须轻轻搅拌，以免胶液中产生不易消除的气泡，使成品含有气泡，影响质量。应注意基质中含水量过多栓剂太软，水量过少栓剂又太硬。

3. 健康妇女的阴道分泌液应维持在 pH3.8～4.2，而阴道滴虫适于在 pH5～6 的环境中生长，栓剂中加入硼酸调 pH 值至正常范围，可防止原虫及致病菌生长，葡萄糖分解为乳酸以保持阴道的酸性，恢复阴道的生物特性和自洁作用。

4. 注模时如混合物温度太高会使稠度变小，所制栓剂易发生顶端凹陷现象，故应在适当的温度下于混合物稠度较大时注模，并注至模口稍有溢出为度，且一次注完。

（三）双黄连栓（小儿消炎栓）的制备

【处方】 金银花 25g、黄芩 25、连翘 50g、半合成脂肪酸酯 7.8g。

【制法】 1. 基质的熔融：将半合成脂肪酸酯置于烧杯中，在水浴锅上加热熔化，保温在（40±2）℃。

2. 药物的处理　以上 3 味药，黄芩加水煎煮 3 次，第 1 次 2h，第 2、3 次各 1h，合并煎液，滤过，滤液浓缩至适量，浓缩液在 80℃ 时加 2mol/L 盐酸溶液，调节 pH 至 1.0～2.0，保温 1h 后，静置 24h，滤过，沉淀物加 6～8 倍量水，用 40% 氢氧化钠调节 pH 至7.0～7.5，加等量乙醇，搅拌使溶解，滤过。滤液用 2mol/L 盐酸溶液调 pH 至 2.0，60℃保温 30min，静置 12h，滤过，沉淀用水洗至 pH5.0，继用 70% 乙醇洗至 pH7.0。沉淀物加水适量，用 40% 氢氧化钠溶液调至 pH7.0～7.5，搅拌使溶解。金银花、连翘加水煎煮 2次，每次 1.5h，合并煎液，滤过，滤液浓缩至相对密度为 1.20～1.25（70～80℃）的清膏，冷至 40℃ 时搅拌下缓慢加入乙醇，使含醇量达 75%，静置 12h，滤取上清液，回收乙醇至无醇味。加上述黄芩提取物水溶液，搅匀，并调 pH 至 7.0～7.5，减压浓缩成稠膏，低温干燥，粉碎。

3. 药物基质的混合：将上述干膏粉加入熔化的基质中，混匀。

4. 注模：将药物与基质混合物倒入肛门栓模型，至稍溢出模口为止。

5. 冷却、刮削、取出整理：待基质完全冷却后，削去溢出部分，开模取出，即得栓剂。制成 10 粒。每粒重 1.5g。

五、栓剂的质量检查

1. 外观：栓剂的外观应完整光滑，并有适宜的硬度，无变形、发霉及变质等。

2. 重量差异：取供试品栓剂 10 粒，精密称定总重量，求得平均粒重后，再分别精密称定各粒的重量。每粒重量与标示粒重相比较（凡无标示粒重应与平均粒重相比较），超出重量差异限度的药粒不得多于 1 粒，并不得超出限度一倍。栓剂的重量差异限度应符合表 5-1 规定。

表 5-1　栓剂的重量差异限度

平均重量	重量差异限度
1.0g 以下至 1.0g	±10%
1.0g 以上至 3.0g	±7.5%
3.0g 以上	±5%

3. 融变时限：取栓剂 3 粒，在室温下放置 1h 后，照（《中国药典》2015 年版一部附录 ⅫB）规定的融变时限检查装置和方法检查。除另有规定外，脂肪性基质的栓剂 3 粒均应在 30min 内全部融化、软化和触压时无硬心；水溶性的基质栓剂 3 粒均应在 60min 内全部溶解。如有 1 粒不合格，应另取 3 粒复试，均应符合规定。

将实验和质量检查结果记录于表 5-2 中。

表 5-2　栓剂质量检查结果

栓剂名称	实验结果			质量检查结果			
	基质熔融温度/℃	注模温度/℃	冷却温度/℃	外观	重量/g	重量差异限度	融变时限/min
甘油栓							
蛇黄栓							

六、实验思考

1. 甘油栓的制备原理是什么？操作应注意什么问题？
2. 热熔法制备栓剂应注意什么问题？基质中加入药物的方法有哪些？
3. 如何评价栓剂的质量？

实验二　制备膜剂

一、实验目的

1. 掌握膜剂的制备方法及操作注意事项。
2. 熟悉成膜材料的性质、特点与选用。

二、实验设备器皿、药品与材料

设备器皿：天平、烧杯、量杯、玻棒、玻璃板、恒温水浴、烘箱、尼龙筛、剪刀、硫酸纸或塑料袋、桑皮纸等。

药品与材料：公丁香酊、冰片、达克罗宁、核黄素、氢化可的松、羧甲基纤维素钠、淀粉、聚山梨酯-80、甘油、蒸馏水、甜叶菊糖苷。

三、实验指导

1. 膜剂是由药物与适宜的成膜材料等物质组成的膜状制剂。可供口服、口含、舌下、眼结膜囊、鼻腔、阴道、体内植入、皮肤创伤等多种给药途径。

2. 膜剂成型的关键之一是成膜材料。常用的成膜材料有天然或合成的高分子物质。常用的天然高分子物质如明胶、玉米朊、琼脂、阿拉伯胶、纤维素、海藻酸等，合成高分子物质常用的有聚乙烯胺类、聚乙烯醇、乙烯-醋酸乙烯衍生物、纤维素衍生物等。最常用的较理想的成膜材料是 PVA。PVA 为白色或淡黄色粉末或颗粒，国内应用的多是 05-88 和 17-88 两种规格，聚合度越高，溶解度越小，而柔性好。其溶解过程需经润湿、渗透、溶胀和溶解等阶段，浸泡溶胀应充分，否则溶解不完全。

3. 膜剂除主药和成膜材料外，还需加入增塑剂（如甘油、三醋酸甘油酯、丙二醇等）、填充剂（如淀粉、碳酸钙等）、着色剂、遮光剂（如二氧化钛）、矫味剂（如蔗糖、甜叶菊糖苷等）、表面活性剂（如液状石蜡、甘油等）等辅料。

4. 膜剂的制备工艺流程为：配制成膜材料浆液→加入药物及附加剂→脱泡→涂膜→干燥→脱膜→质检→分剂量→包装。

5. 膜剂的制备方法主要采用涂膜法，除此法外尚可应用热塑法、挤出法及延压法等方法制备。制备时，水溶性药物可与增塑剂、着色剂及表面活性剂一起溶于成膜材料的溶液中；若为难溶性或不溶性，则应粉碎成极细粉，并与甘油或聚山梨酯-80 研匀后再与成膜材料浆液混匀。浆液脱泡后应及时涂膜，玻璃板或不锈钢板擦净涂脱膜剂，以利脱膜。增塑剂用量应适当，防止药膜过脆或过软。干燥温度应适当，可用低温通风干燥或晾干。

四、实验内容

（一）口腔溃疡药膜

【处方】公丁香酊 1ml、冰片 0.5g、达克罗宁 50mg、核黄素 5mg、氢化可的松 10mg、羧甲基纤维素钠 0.5g、淀粉 0.5g、聚山梨酯-80 0.5ml、甘油 0.5g、甜叶菊糖苷适量、蒸馏水 14ml。

【制法】取羧甲基纤维素钠、淀粉和甘油加适量水研磨成胶浆，加聚山梨酯-80 混匀。将核黄素、甜叶菊糖苷溶于适量水中，滤过，与上液合并。另取达克罗宁、氢化可的松、冰片溶解于适量乙醇中，与公丁香酊合并后，缓缓加入上述胶浆液中，搅匀。待气泡完全消失后摊涂于洁净的平板玻璃上，制成膜剂 90cm²，50℃以下烘干（待完全干燥前用钢尺分格，然后继续进行烘干），用硫酸纸或塑料袋包装，即得。

【注】
1. 处方中羧甲基纤维素钠与淀粉为成膜材料，甘油为增塑剂，聚山梨酯-80 为增溶剂。
2. 平板玻璃必须洁净，用 75％乙醇消毒后以液体石蜡涂擦，以便药膜干燥后易于脱下。

（二）养阴生肌膜

【处方】养阴生肌散 2g、PVA（17-88）10g、甘油 1ml、聚山梨酯-80、5 滴蒸馏水 50ml。

【制法】1. 取 PVA 加入 85％乙醇浸泡过夜，滤过，沥干，重复处理 1 次，倾出乙醇，将 PVA 于 60℃烘干备用。

2. 称取上述 PVA 10g，置三角烧瓶中，加蒸馏水 50ml，水浴加热，使之溶化成胶液，补足水分，备用。

3. 称取养阴生肌散（过七号筛）2g 于研钵中研细，加甘油 1ml，聚山梨酯-80 5 滴，继续研细，缓缓将 PVA 胶液加入，研匀，静置脱气泡后，供涂膜用。

4. 取玻璃板（5cm×20cm）5 块，洗净，干燥，用 75％乙醇揩擦消毒，再涂擦少许液体石蜡。用吸管吸取上述药液 10ml，倒于玻璃板上，摊匀，水平晾至半干，于 60℃烘干。小心揭下药膜，用紫外线灭菌 20min，封装于塑料袋中，即得。

【注】养阴生肌散处方为牛黄 0.62g、人工牛黄 0.15g、青黛 0.93g、龙胆末 0.62g、黄柏 0.62g、黄连 0.62g、煅石膏 3.13g、甘草 0.62g、冰片 0.62g、薄荷脑 0.62g。

五、膜剂常规质量检查

1. 外观：膜剂外观应完整光洁，厚度一致，色泽均匀，无明显气泡。多剂量的膜剂分格压痕应均匀清晰，并能按压痕撕开。

2. 重量差异限度：依《中国药典》2015 年版二部附录ⅠM 法检查。

取膜剂 20 片，精密称定总重量，求得平均重量后，再分别精密称定各片重量。每片重量与平均重量相比较，超出重量差异限度的膜片不得多于 2 片，并不得有 1 片超出限度 1 倍。膜剂的重量差异限度，应符合表 5-3 的规定。

表 5-3 膜剂的重量差异限度

平均重量/g	重量差异限度
0.02 以下至 0.02	±15%
0.02 以上至 0.2	±10%
0.2 以上	±7.5%

3. 熔化时限：取药膜 5 片，分别用两层筛孔内径为 2mm 不锈钢夹住，按片剂崩解时限项下方法测定，应在 15min 内全部溶化，并通过筛网。

4. 微生物限度检查：不得检出大肠杆菌、绿脓杆菌、金黄色葡萄球菌等致病菌及活螨、螨卵。每 $10cm^2$ 药膜，细菌数不得超过 100 个，霉菌、酵母菌不得超过 10 个。

六、实验思考

1. 处方中甘油、聚山梨酯-80、蒸馏水各有何作用？
2. 膜剂在应用上有何特点？
3. 聚乙烯醇在使用前应如何处理？为什么？

实验三 制备微囊

一、实验目的

1. 掌握复凝聚法制备微囊的原理、工艺及其操作要点。
2. 熟悉微囊的质量要求及其常规质检方法。
3. 了解微囊的成囊条件、影响因素及控制方法。

二、实验指导

1. 含义：微囊即微型胶囊，系指利用天然的或合成的高分子材料（囊材）将固体或液体药物（囊心物）包裹而成的直径 $1 \sim 250 \mu m$ 的微小胶囊。

2. 制备原理的工艺流程：复凝聚法是利用两种具有相反电荷的高分子材料作囊材，将囊心物分散在囊材的水溶液中，在一定的条件下、相反电荷的高分子材料互相交联后溶解度降低，自溶液中凝聚析出成囊。

制备流程为：药物、囊材→混悬液（或乳浊液）→包囊→稀释→固化→洗涤→干燥。

3. 其他　选用囊材时应考虑其黏度、渗透性、吸湿性、溶解性、稳定性、澄明度等。最常用的囊材有明胶、阿拉伯胶、桃胶、聚乙烯醇、聚乙二醇等。囊心物与囊材的比例要适当，囊心物太少，可致囊中无物。为使微囊具有一定的可塑性，通常可在囊材中加用适量增塑剂，如明胶作囊材时可加入明胶体积 10％～20％ 的甘油或丙二醇。

三、实验内容

磺胺二甲基嘧啶（SM$_2$）微囊

【处方】磺胺二甲基嘧啶 1.2g、10％醋酸适量、3％明胶溶液 20ml、37％甲醛溶液 1.6ml、3％阿拉伯胶溶液 20ml。

【制法】

1. 胶液的配制：分别配制 3％明胶溶液和 3％阿拉伯胶溶液各 50ml，明胶液用 20％氢氧化钠溶液调节 pH 至 7～8，备用。

2. 混悬：取研细的 SM$_2$ 细粉 1.2g 置 250ml 烧杯中，加入 3％阿拉伯胶溶液 20ml，置 45℃水浴中，磁力搅拌直至取样显微观察 SM$_2$ 分散均匀，再加入等温的 3％明胶溶液 20ml，不断搅拌。

3. 凝聚及固化：在不断搅拌下，滴加 10％醋酸，调节 pH 至 3.8～4.1 左右即产生凝聚，用显微镜观察凝聚情况。凝聚后继续搅拌 5min，加入 37℃蒸馏水 80ml 稀释，移去热水浴，使微囊混悬液的温度降至 25～28℃后，移至冰浴中，待温度降至 10℃以下后，加入 37％甲醛溶液 1.6ml，固化 0.5～1h，然后加 20％氢氧化钠溶液调节 pH 至 9.0 左右。

4. 制粒及干燥：将湿囊过滤，用蒸馏水洗涤至无甲醛味，抽干，加适量淀粉制成颗粒，置 70℃以下干燥，即得。

【质量要求】

1. 性状：显微镜观察应为圆球形或椭圆形的封闭囊状物。

2. 定性鉴别：与磺胺合剂的定性鉴别相同。

3. 检查

(1) 微囊的大小　用带目镜的光学显微镜或库尔特计数器测定。

(2) 微囊中药物溶出速率　采用现行《中国药典》（二部）附录ⅩC溶出度测定第二法（浆法），亦可将试样置薄膜透析管内按第一法（转蓝法）测定。

4. 微囊中药物含量测定：采用能使主药最大限度溶出而不溶解囊材，又不干扰测定的溶剂提取；提取液经适当处理后以适当的方法进行含量测定。

四、实验思考

1. 药物微囊化的目的何在？制备微囊的方法有哪些？各适用什么范围？

2. 复凝聚法制备微囊时各步操作的目的及要点分别有哪些？

实验四　制备 β-环糊精包合物

一、实验目的

1. 掌握饱和水溶液法制备包合物的工艺和包合物形成的验证方法。

2. 熟悉 β-环糊精的性质及包合物的其他制备方法。

3. 了解 β-环糊精包合物的应用。

二、实验提要

1. 含义：环糊精是 6～13 个葡萄糖分子以 α-1,4 糖苷键连接而成的环筒状结构的低聚糖化合物，其分子结构中具有一定大小的空穴，有环筒内疏水、环筒外亲水的特性。环糊精包合物是指借助分子间的作用力（包括静电引力、氢键、偶极子间引力等），药物分子包含或嵌入环糊精的筒状结构内形成的超微粒分散物。形成的包合物服用后在体内经渗透、扩散、竞争性置换等作用释放出药物分子而发挥药效。环糊精中以 β-环糊精应用最为广泛，其分子环筒内径大小适中，能与许多药物分子形成包合物。

2. 制备方法：环糊精包合物制备方法很多，有饱和水溶液法、研磨法、喷雾干燥法、冷冻干燥法等。可根据环糊精和药物的性质，结合实际生产条件加以选用。

3. 其他：药物制成包合物后可增加药物的稳定性，增加难溶性药物的溶解度与溶出速度，提高药物的生物利用度，掩盖药物的不良嗅味，降低药物的刺激性，还可使液体药物粉末化以便制剂，有些包合物还可作为缓释和靶向制剂的药物载体。

三、实验内容

薄荷油 β-环糊精包合物

【处方】β-环糊精 4g、蒸馏水 5ml、薄荷油 1ml。

【制法】称取 β-环糊精 4g，置 100ml 具塞锥形瓶中，加入蒸馏水 50ml，加热溶解。降温至 50℃，滴加薄荷油 1ml，恒温搅拌 2.5h。冷藏 24h，待沉淀完全后过滤。用无水乙醇 5ml 洗涤沉淀 3 次，至沉淀表面近无油渍，将包合物置干燥器中干燥，即得。

【性状】包合物为白色干燥粉末，无明显的薄荷油气味。

【质量要求】

1. 检查

（1）薄层色谱分析　取薄荷油 β-环糊精包合物 0.5g 加入 95％乙醇 2ml，振摇后滤过，滤液为样品 a；另取薄荷油 2 滴，加入 95％乙醇 2ml 混合溶解，得样品 b。分别吸取样品 a、b 液各约 10μl，点于同一硅胶 G 薄层板上，以石油醚：乙酸乙酯（85：15）为展开剂上行展开。取出晾干后喷以 1％香草醛硫酸液，105℃烘至斑点清晰。样品 a 中未显现出薄荷油中相应的斑点。

（2）差示热分析　薄荷油为样品 a，β-环糊精为样品 b，包合物为样品 c，薄荷油与 β-环糊精的混合物（按包合物中的比例称取后混合）为样品 d。将上述 4 个样品进行差示热分析，α-Al_2O_3 为参比物，量程为 $\pm 100\mu v$，升温速度为 8℃/min。比较各样品差热图中的相变温度。

2. 包合物中含油率、油的利用率、包合物收得率的测定　精密称定干燥包合物的重量。将包含物置小研钵中研匀后，从中取出 3g，精密称重后置 250ml 圆底烧瓶中，加水 150ml，用挥发油提取器提取薄荷油，按下列公式计算。

$$包合物中含油率 = 包合物中实际含油量(g) / 包合物量(g) \times 100\%$$
$$薄荷油的利用率 = 包合物中实际含油量(g) / 投油量(g) \times 100\%$$
$$包合物收得率 = 包合物量(g) / [\beta\text{-环糊精量}(g) + 投油量(g)] \times 100\%$$

四、实验思考

1. 本实验中应注意哪些关键操作？

2. 除饱和水溶液法外，制备包合物的方法还有哪些？

3. 试举例说明包合物在药物制剂中的应用。

实训五　制备注射剂

一、实训目的

1. 掌握注射剂的制备工艺和操作要点。

2. 熟悉注射剂常规质量要求及检查方法。

二、实训指导

1. 含义：注射剂系指药物制成的可供注入人体的灭菌溶液或乳状液，以及供临用前配成溶液或混悬液的无菌粉末或浓溶液。注射剂应无菌、无热原，澄明度合格。注射液的 pH 值应接近体液，静脉注射液应调节成等渗或等张溶液。对热不稳定或在水溶液中易分解失效的药物，常制成注射用无菌粉末即粉针剂。

2. 制备工艺流程：原辅料的准备→配液→滤过→灌注→熔封→灭菌→质量检查→印字包装→成品。

3. 制备要点：配制注射剂的原辅料必须符合药典或卫生部药品标准中注射剂的有关规定。配液方法有浓配法和稀释配法两种。注射液经初滤、精滤后，得到半成品，质检合格后立即灌封。对主药易氧化的注射液，灌注时可在安瓿内通入惰性气体（如二氧化碳、氮气）以置换安瓿中的空气。灌注时药液不能黏附在安瓿颈壁上，以免熔封时出现焦头，且应按药典规定适当增加装量，以保证注射用量不少于标示量。注射剂灌封后应立即灭菌。灭菌的方法可根据灌装容量、制剂稳定性等因素选择，常用灭菌方法有流通蒸汽灭菌、煮沸灭菌、热压灭菌。

4. 其他：中药注射剂处方中的组分可以是有效成分、有效部位或净药材，由于中药成分复杂，主要药效成分往往又非单一，加之中药成分提取、分离、纯化等因素的影响，目前中药注射剂仍以净药材作处方中组分为多。

三、实训内容

双黄连注射液

【处方】金银花 125g、连翘 250g、黄芩 125g、注射用水适量，共制成 500ml。

【制法】

1. 黄芩提取物的制备：黄芩加水煎煮 2 次，每次 1h，分次滤过，合并滤液。滤液用盐酸（2mol/L）调 pH 至 1.0～2.0，在 80℃保温 30min，静置 24h。滤过，沉淀加 8 倍量水，搅拌，用 40% 氢氧化钠溶液调 pH 至 7.0，并加等量乙醇，搅拌使溶。滤过，滤液用盐酸（22mol/L）调 pH 至 2.0，60℃保温 30min，静置 12h，滤过，沉淀用乙醇洗至 pH 至 4.0，加 10 倍量水，搅拌，用 40% 氢氧化钠溶液调 pH 至 6.0，加入 0.5% 活性炭，充分搅拌，50℃保温 30min，加入 1 倍量乙醇搅拌均匀，立即滤过，滤液用盐酸（2mol/L）调 pH 至 2.0，60℃保温 30min，静置 12h。滤过，沉淀用少量乙醇洗涤后，于 60℃以下干燥。

2. 金银花、连翘提取物的制备：金银花、连翘加水浸渍 30min，煎煮 2 次，每次 1h，分次滤过，合并滤液，浓缩至相对密度为 1.20～1.25（70～80℃测），放冷，缓缓加乙醇使含醇量达 75%，充分搅拌，静置 12h。滤取上清液，回收乙醇至无醇味，加入 3～4 倍量水，调 PH 至 7.0，充分搅拌并加热至沸，静置 48h。滤取上清液，浓缩至相对密度为 1.10～1.15（70～80℃测），放冷，加入乙醇使含醇量达 85%，静置 12h。滤取上清液，回收乙醇至无醇味，备用。

3. 配液：取黄芩提取物，加水适量，加热并用 40%氢氧化钠溶液调 pH 至 7.0 使溶解，加入金银花、连翘提取液。加水至 500ml，加入 0.5%活性炭，保持 pH 值 7.0 加热微沸 15min，冷却，滤过，加注射用水至 500ml，灌封（每支 20ml），灭菌，即得。

四、实训思考

影响中药注射液澄明度的因素有哪些？可采取哪些措施提高产品的澄明度合格率？

附录 中药制剂技术实验实训考核标准

中药制剂技术是中药制药方向的一门专业核心技术课程，依据《中华人民共和国职业大典》和《中华人民共和国工人技术等级标准》（医药行业）对"中成药试制工"的技术要求，结合中药制剂技术课程特点及中药生产企业对生产一线技术人员的知识、技能要求，重组教学内容，研究并设定了具有工学结合特色的课程标准。由于课程的实验性很强，教学中采用理实一体化的形式，强化学生实验能力的培养，注重教学过程学做一体，和培养学生"质量第一、安全生产、依法制药"的职业素养，达到毕业即具备上岗从事中药制剂生产的能力，充分体现"工学结合"的育人理念。将教学内容由学科向任务转型，从而为实现"以能力培养为本位，突出技术技能实训"培养目标提供了纲领性保证。主要培养学生中药制剂岗位所需的专业技能和综合实验实训能力。

实验实训项目的设置针对中药制药企业粉碎岗位、提取岗位、混合岗位等前处理岗位和药品各剂型生产岗位，构建了基于"工作过程"的系统化课程体系，以期解决传统专业课程设置学科色彩浓厚，脱离企业工作实际，所培养学生动手能力较差的缺陷，实现了人才培养由知识本位向能力本位转型。强化学生技能训练意识，提高实验实训技能，依据课程标准，针对中药制剂生产岗位，通过中药制药企业生产岗位调研，校企合作，以企业真实任务设置多个教学实验实训项目，并选用多个项目来构建制定考核标准，考核标准是考核指标体系中的重要组成部分，建立科学的实验实训技能考核标准，方便科学评价学生实验实训技能水平，使达到毕业即上岗能从事中药制剂生产，充分体现"工学结合"的育人理念。

一、考核内容

实验考核的内容选择中药制剂重点内容，实训考核的内容选择中药制剂主要岗位的典型工作，包括中药前处理岗位的粉碎、过筛混合、浸提、浓缩、干燥等常用操作和常用中药剂型的生产等。根据中药制剂"前处理（干燥、粉碎、过筛与混合、浸提、过滤与浓缩）→中间体生产→剂型生产→质量控制"工作过程，针对完成岗位实际工作任务所需要的知识、能力要求，从岗位技能的实际出发，将技能训练与理论知识有机结合，构建"理实一体化"教学内容，体现知识"必需、够用"，注重技术能力培养理念，适应岗位技能对技术人员知识、能力、素质的基本要求。以生产实际和药典品种所占比例为参考，将原来囊括所有剂型的药物制剂实验实训内容改为结合校内外实训条件、具有自身特色、按剂型岗位群分类的重点剂型实验实训。

二、考核方法

实验实训教学的考核重在评价学生分析问题、解决问题的能力，强调理论知识在实际问题上的融会贯通。因此要侧重实验实训操作是否合理规范，实验实训技能是否熟练精准，实验实训过程是否有序卫生，实验实训成品是否正确合理，本实验实训考核标准包括卫生、操作、成品三大块内容。

三、评分要求

在实验实训考核方面，结合实验实训内容和实验实训安排的改革，我们在考核方式上也作出了一定的改变，由原来教师单方面评价改为学生自评、组内互评、教师课堂测评、实验实训报告测评的多因素—结果的多元评价模式。

在评价体系的权重方面，学生自评以学生在组内的分工为依据，占 10%；组内互评以组员在实验实训项目中的贡献度为依据，占 20%；教师课堂测评以教师观察到的学生在实验实训中的参与度和操作过程中的问答为依据，占 70%。具体每一项目按满分 100 分计算，包括准备、操作、清场、成品、检验等内容。

四、各岗位实训考核标准

具体实验实训项目考核标准如下。

模块一　中药制剂入门实验实训

实验一　固液体称量基本操作训练

任务一　称量固液体

表 1　称重实验技能操作考核评分标准

序号	考核内容	考核要点	配分	得分
1	科学作风(5分)	服装整洁(白服)	2	
		卫生习惯(洗手、擦操作台)	2	
		安静、礼貌	1	
2	器材选择与清洁(15分)	选择正确	10	
		清洁正确	5	
3	称取药品(60分)	天平置于水平台面	5	
		检查天平的完好性	5	
		称重前天平游码归零、调平	10	
		砝码取用与放置	10	
		药品取用与放置	15	
		读数	10	
		用后回零并处休止状态	5	
4	实验报告(10分)	书写工整	3	
		操作步骤描述规范	4	
		结论准确	3	
5	操作时间(5分)	按时完成	5	
6	清场(5分)	清洗用具、清理环境	5	
7	合计		100	

表 2　量取实验技能操作考核评分标准

序号	考核内容	考核要点	配分	得分
1	科学作风(5分)	服装整洁(白服)	2	
		卫生习惯(洗手、擦操作台)	2	
		安静、礼貌	1	
2	器材选择与清洁(20分)	选择正确	10	
		清洁和干燥正确	10	
3	量取液体(55分)	量器持用手法	10	
		药瓶持用手法	10	
		药液注入	10	
		量取时,保持量器垂直	10	
		读数	15	
4	实验报告(10分)	书写工整	3	
		操作步骤描述规范	4	
		结论准确	3	
5	操作时间(5分)	按时完成	5	
6	清场(5分)	清洗用具、清理环境	5	
7	合计		100	

任务二　称量中药饮片

表3　称重中药饮片实验技能操作考核评分标准

序号	考核内容	考核要点	配分	得分
1	科学作风(5分)	服装整洁(白服)	2	
		卫生习惯(洗手、擦操作台)	2	
		安静、礼貌	1	
2	称量设备选择与清洁(15分)	选择正确	10	
		清洁正确	5	
3	称取中药饮片(60分)	检查称量设备的完好性、清洁度	10	
		称量设备的归零、调平	10	
		中药饮片取用与放置	25	
		读数	10	
		用后回零并处休止状态	5	
4	实验报告(10分)	书写工整	3	
		操作步骤描述规范	4	
		结论准确	3	
5	操作时间(5分)	按时完成	5	
6	清场(5分)	清洗用具、清理环境	5	
7	合计		100	

实训二　参观中药制药企业

表4　参观中药制药企业实训技能操作考核评分标准

培养目标		考核办法		分值	得分
卫生、劳动、安全意识	实训前	穿着干净整洁的白大褂、帽子		3	
		剪指甲、不许染指甲、不戴首饰		2	
	实训中	实训仪器、设备保洁、爱护		3	
		实训台面整洁,仪器、设备清洁		3	
		实训仪器、设备的安全使用		3	
	实训后	值日	值日态度认真	3	
			值日效果良好	3	
科学、严谨、条理性	实训前	预习实训内容	明确实训目的要求	2	
			熟悉实训方法	3	
			了解注意事项	2	
	实训中	实训操作	遵守实训次序和安排	3	
			积极试验、操作规范	5	
			认真观察和记录	5	
			团结协作	5	
			实训物品摆放整齐	5	
	实训后	成品合格、报告、作业合格		15	
		实训工作整理		5	
纪律性	实训整个过程	遵守作息纪律、安全要求和实训课纪律		30	
总分				100	

实训三　查阅国家药品标准

表 5　查阅国家药品标准实训技能操作考核评分标准

培养目标	考核办法			分值	得分
科学、严谨、条理性	实训前	预习实训内容	明确实训目的要求	2	
			熟悉实训方法	3	
			了解注意事项	2	
	实训中	实训操作	合理统筹安排实训	3	
			准确、快速地查阅到相关项	25	
			认真观察和记录	5	
			团结协作	5	
			实训物品摆放整齐	5	
	实训后	成品合格、报告、作业合格		15	
		实训工作整理		5	
纪律性	实训整个过程	遵守作息纪律、安全要求和实训课纪律		30	
总分				100	

实训四　GMP 卫生管理

表 6　GMP 卫生管理实训技能操作考核评分标准

培养目标	考核办法			分值	得分
卫生、劳动、安全意识	实训前		穿着干净整洁的白大褂、帽子	3	
			剪指甲、不许染指甲、不戴首饰	2	
			明确人、物进出车间要求	5	
	实训中		实训仪器、设备保洁、爱护	3	
			实训台面整洁,仪器、设备清洁	3	
			实训仪器、设备的安全使用	3	
	实训后	清场	清场态度认真	3	
			清场效果良好	3	
科学、严谨、条理性	实训前	预习实训内容	明确实训目的要求	2	
			熟悉实训方法	3	
			了解注意事项	2	
	实训中	实训操作	合理统筹安排实训	3	
			积极试验、操作规范	5	
			认真观察和记录	5	
			团结协作	5	
			实训物品摆放整齐	5	
			明确人流、物流进出要求	10	
	实训后	成品合格、报告、作业合格		10	
		实训工作整理		5	
纪律性	实训整个过程	遵守作息纪律、安全要求和实训课纪律		20	
总分				100	

模块二 中药前处理实验实训

实验实训一 粉碎

任务一 手工粉碎中药饮片

表7 手工粉碎实验技能考核评分标准

序号	考核内容	考核要点	配分	得分
1	科学作风(5分)	服装整洁(白服)	2	
		卫生习惯(洗手、擦操作台)	2	
		安静、礼貌	1	
2	器材选择与清洁(5分)	选择正确	3	
		清洁正确	2	
3	药物称取(20分)	天平调零点	3	
		药物的称取	15	
		天平休止	2	
4	中药饮片粉碎(40分)	粉碎设备的使用	15	
		中药饮片粉碎	20	
		粉碎均匀度	5	
5	成品质量评价(10分)	数量	5	
		色泽	5	
6	实验报告(10分)	书写工整	3	
		操作步骤描述规范	4	
		结论准确	3	
7	操作时间(5分)	按时完成	5	
8	清场(5分)	清洗用具、清理环境	5	
9	合计		100	

任务二 机器粉碎中药饮片

表8 机器粉碎考核标准

考核任务	按生产指令粉碎	
考核要求	按粉碎岗位标准操作规程进行	
考核项目	评分标准	分值
生产准备 (10分)	① 生产人员按洁净度要求更衣(5分) ② 生产组长将生产指令下发,组员接收生产指令(1分) ③ 检查各种标牌:清场合格证、设备完好、已清洁(2分) ④ 填写生产前检查记录(2分)	
领料 (20分)	① 领料 按生产指令向仓库限额领料及包装材料(5分) ② 核对原料及包装材料的名称、规格、批号、数量及供货单位(5分) ③ 复核原料及包装材料的名称、规格、批号、数量(5分) ④ 填写收料记录(5分)	

粉碎 (40分)	① 检查粉碎设备运行是否正常核对原料品名、数量、质量(5分) ② 取下已清洁标识牌换运行状态标识牌(5分) ③ 出料口扎捆接料袋,旋风分离口扎捆分离袋(5分) ④ 选择合适的筛板(5分) ⑤ 按启动钮,使粉碎机空机运转正常后,均匀进料(5分) ⑥ 出料称重,装入洁净的容器中外贴标签(5分) ⑦ 出料后,让设备空运转2~3分钟,再按停车钮关闭电源开关(5分) ⑧ 填写操作记录(5分)	
质检 (10分)	① 采用双筛分法进行粒度测定(3分) ② 计算出粉率(2分) ③ 出具检验报告书(5分)	
清场 (10分)	① 将粉碎室内的积粉残渣用刷子清扫干净,依次用饮用水、纯水清洗后,用消毒剂消毒(2分) ② 对本环节的废弃物进行处理(2分) ③ 将各种生产工具或器具放置于指定地点(2分) ④ 挂已清洁状态标示牌(2分) ⑤ 做好清场纪录(2分)	
产品合格率 (10分)	① 物料平衡(5分) ② 收率(5分)	
合　计		

实验实训二　过筛

任务一　药典筛过筛中药粉末

表9　药典筛过筛中药粉末实验技能考核评分标准

序号	考核内容	考核要点	配分	得分
1	科学作风(5分)	服装整洁(白服)	2	
		卫生习惯(洗手、擦操作台)	2	
		安静、礼貌	1	
2	药典筛选择与清洁(5分)	选择药典筛型号正确	3	
		清洁正确	2	
3	药物称取(20分)	天平调零点	3	
		药物的称取	15	
		天平休止	2	
4	药典筛过筛中药粉末(40分)	药典筛的使用	15	
		中药粉末过筛	20	
		粉末分等	5	
5	成品质量评价(10分)	数量	5	
		色泽	5	
6	实验报告(10分)	书写工整	3	
		操作步骤描述规范	4	
		结论准确	3	
7	操作时间(5分)	按时完成	5	
8	清场(5分)	清洗用具、清理环境	5	
9	合计		100	

任务二　机器过筛中药粉末

表 10　机器过筛中药粉末考核标准

考核任务	按生产指令过筛	
考核要求	按过筛岗位标准操作规程进行	
考核项目	评分标准	分值
生产准备 (10 分)	① 生产人员按洁净度要求更衣(5分) ② 生产组长将生产指令下发,组员接收生产指令(1分) ③ 检查各种标牌:清场合格证、设备完好、已清洁(2分) ④ 填写生产前检查记录(2分)	
领料 (20 分)	① 领料　按生产指令向仓库限额领料及包装材料(5分) ② 核对原料及包装材料的名称、规格、批号、数量及供货单位(5分) ③ 复核原料及包装材料的名称、规格、批号、数量(5分) ④ 填写收料记录(5分)	
过筛 (40 分)	① 检查过筛设备运行是否正常核对原料品名、数量、质量(5分) ② 取下已清洁标识牌换运行状态标识牌(5分) ③ 按筛分标准操作规程安装好筛网,把盛料箱摆正放在出料口下方,安装完毕应检查密封性(5分) ④ 开启除尘风机10分钟(5分) ⑤ 在操作过程中,根据实际情况需要调节振动电机偏心块,得到最佳振幅状态(5分) ⑥ 筛粉完毕,关闭电源(5分) ⑦ 出料,称重,装入洁净的器皿中,按清洁程序清理现场后进行另一种物料的过筛(5分) ⑧ 填写操作记录(5分)	
质检 (10 分)	① 药粉粒度检查(5分) ② 出具检验报告书(5分)	
清场 (10 分)	① 将过筛室内的积粉残渣用刷子清扫干净,依次用饮用水、纯水清洗后,用消毒剂消毒(2分) ② 对本环节的废弃物进行处理(2分) ③ 将各种生产工具或器具放置于指定地点(2分) ④ 挂已清洁状态标识牌(2分) ⑤ 做好清场纪录(2分)	
产品合格率 (10 分)	① 物料平衡(5分) ② 收率(5分)	
合　　计		

实验实训三　混合

任务一　手工混合中药粉末

表 11　手工混合中药粉末实验技能考核评分标准

序号	考核内容	考核要点	配分	得分
1	科学作风(5分)	服装整洁(白服)	2	
		卫生习惯(洗手、擦操作台)	2	
		安静、礼貌	1	
2	混合器具选择与清洁 (5分)	混合器具选择正确	3	
		清洁正确	2	

序号	考核内容	考核要点	配分	得分
3	药物称取（20分）	天平调零点	3	
		药物的称取	15	
		天平休止	2	
4	手工混合中药粉末（40分）	混合器具的使用	15	
		中药粉末混合	20	
		混合均一性检查	5	
5	成品质量评价（10分）	数量	5	
		色泽	5	
6	实验报告（10分）	书写工整	3	
		操作步骤描述规范	4	
		结论准确	3	
7	操作时间（5分）	按时完成	5	
8	清场（5分）	清洗用具、清理环境	5	
9	合计		100	

任务二　机器混合中药粉末

表12　机器混合中药粉末考核标准

考核任务	按生产指令混合	
考核要求	按混合岗位标准操作规程进行	
考核项目	评分标准	分值
生产准备（10分）	① 生产人员按洁净度要求更衣（5分） ② 生产组长将生产指令下发，组员接收生产指令（1分） ③ 检查各种标牌：清场合格证、设备完好、已清洁（2分） ④ 填写生产前检查记录（2分）	
领料（20分）	① 领料　按生产指令向仓库限额领料及包装材料（5分） ② 核对原料及包装材料的名称、规格、批号、数量及供货单位（5分） ③ 复核原料及包装材料的名称、规格、批号、数量（5分） ④ 填写收料记录（5分）	
混合（40分）	① 检查混合设备运行是否正常核对原料品名、数量、质量（5分） ② 操作离合器，使加料口处于理想的加料位置（5分） ③ 松开加料口卡箍，取下平盖（5分） ④ 加料，加料量不超过容积3/4（5分） ⑤ 启动电动机按钮，缓慢地旋转调速旋钮，使之达到正常的混合转速（5分） ⑥ 混合结束，按开车顺序反之关机（5分） ⑦ 拉开卸料口阀板出料，称重，装入洁净的容器中（5分） ⑧ 称重，装入洁净的容器中，填写操作记录（5分）	
质检（10分）	① 混合均匀度检查（5分） ② 出具检验报告书（5分）	
清场（10分）	① 将混合室内的积粉残渣用刷子清扫干净，依次用饮用水、纯水清洗后，用消毒剂消毒（2分） ② 对本环节的废弃物进行处理（2分） ③ 将各种生产工具或器具放置于指定地点（2分） ④ 挂已清洁状态标识牌（2分） ⑤ 做好清场纪录（2分）	
产品合格率（10分）	① 物料平衡（5分） ② 收率（5分）	
合　计		

实验四 提取、分离纯化、浓缩干燥

表 13 提取、分离纯化、浓缩干燥实验技能考核评分标准

序号	考核内容	考核要点	配分	得分
1	科学作风(5分)	服装整洁(白服)	2	
		卫生习惯(洗手、擦操作台)	2	
		安静、礼貌	1	
2	器具选择与清洁 (5分)	器具选择正确	3	
		清洁正确	2	
3	药物称取(20分)	调零点	3	
		药物的称取	15	
		休止	2	
4	中药饮片提取、分离纯化、浓缩干燥(50分)	中药饮片提取	15	
		分离纯化	20	
		浓缩干燥	15	
5	实验报告(10分)	书写工整	3	
		操作步骤描述规范	4	
		结论准确	3	
6	操作时间(5分)	按时完成	5	
7	清场(5分)	清洗用具、清理环境	5	
8	合计		100	

实训五 提取、分离纯化、浓缩干燥
任务一 提取

表 14 提取岗位实训考核标准

考核任务	按生产指令提取	
考核要求	按提取岗位标准操作规程进行	
考核项目	评分标准	分值
生产准备 (10分)	① 生产人员按洁净度要求更衣(5分) ② 生产组长将生产指令下发,组员接收生产指令(1分) ③ 检查各种标牌:清场合格证、设备完好、已清洁(2分) ④ 填写生产前检查记录(2分)	
领料 (10分)	① 领料 按生产指令向仓库限额领料及包装材料(2分) ② 核对原料及包装材料的名称、规格、批号、数量及供货单位(3分) ③ 复核原料及包装材料的名称、规格、批号、数量(2分) ④ 填写收料记录(3分)	
提取 (50分)	① 检查提取设备运行是否正常核对原料品名、数量、质量(5分) ② 闭并锁紧出渣门,打开投料口(5分) ③ 据生产指令及各原料相对应的投料量将经过前处理的原料投入提取罐内(5分) ④ 加入规定量的溶剂(5分) ⑤ 开蒸汽阀并控制适当的蒸汽量(5分) ⑥ 闭回流阀,若有挥发油,收集(5分) ⑦ 热提取规定时间,提取完成后关闭蒸汽阀(5分) ⑧ 药液、挥发油等出料并装入指定容器(5分) ⑨ 药渣中按照规定再加入溶剂进行提取(5分) ⑩ 填写收料记录(5分)	

质检 (10分)	① 测定药液体积、重量、相对密度(温度)(5分) ② 出具检验报告书(5分)	
清场 (10分)	① 将提取室内的积粉残渣用刷子清扫干净,依次用饮用水、纯净水清洗后,用消毒剂消毒(2分) ② 对本环节的废弃物进行处理(2分) ③ 将各种生产工具或器具放置于指定地点(2分) ④ 挂已清洁状态标识牌(2分) ⑤ 做好清场纪录(2分)	
产品合格率 (10分)	① 物料平衡(5分) ② 收率(5分)	
合　计		

任务二　分离纯化

表 15　分离纯化考核标准

考核任务	按生产指令过滤	
考核要求	按过滤岗位标准操作规程进行	
考核项目	评分标准	分值
生产准备 (10分)	① 生产人员按洁净度要求更衣(5分) ② 生产组长将生产指令下发,组员接收生产指令(1分) ③ 检查各种标牌:清场合格证、设备完好、已清洁(2分) ④ 填写生产前检查记录(2分)	
领料 (10分)	① 领料　按生产指令向仓库限额领料及包装材料(2.5分) ② 核对原料及包装材料的名称、规格、批号、数量及供货单位(2.5分) ③ 复核原料及包装材料的名称、规格、批号、数量(2.5分) ④ 填写收料记录(2.5分)	
过滤 (50分)	① 检查过滤设备运行是否正常核对原料品名、数量、质量(5分) ② 检查进水板的大小与硅胶密封胶圈的完整性,并平整地压按于密封槽内,在出水板的网板面 　上,平铺上规定直径及孔径的滤材(5分) ③ 将进水板、出水板按滤板序号,安装于横架上(5分) ④ 检查滤板序号排列是否正确,确认无误后,顺时针旋紧手轮,直至用手扳不动手轮为止(5分) ⑤ 将进水接咀、出水接咀分别连接上硅胶软管,并将硅胶软管安装于漏水接口上(5分) ⑥ 将进液管口放入待过滤浆内,出液口用洁净容器盛接(5分) ⑦ 先关闭进液阀,然后按下输液泵启动开关,再逐渐打开进液阀排出管内空气后,进行过滤;微 　调进液阀及出液阀,调整过滤速度(5分) ⑧ 停泵时,先关进液阀,后关闭出液阀及输液泵电源开关(5分) ⑨ 计量药液量(5分) ⑩ 填写收料记录(5分)	
质检 (10分)	① 测定药液体积、重量、相对密度(5分) ② 出具检验报告书(5分)	
清场 (10分)	① 将过滤室内的积粉残渣用刷子清扫干净,依次用饮用水、纯净水清洗后,用消毒剂消毒(2分) ② 对本环节的废弃物进行处理(2分) ③ 将各种生产工具或器具放置于指定地点(2分) ④ 挂已清洁状态标示牌(2分) ⑤ 做好清场纪录(2分)	
产品合格率 (10分)	① 物料平衡(5分) ② 收率(5分)	
合　计		

任务三　浓缩干燥

表 16　浓缩考核标准

考核任务	按生产指令浓缩	
考核要求	按浓缩岗位标准操作规程进行	
考核项目	评分标准	分值
生产准备 (10分)	① 生产人员按洁净度要求更衣(5分) ② 生产组长将生产指令下发,组员接收生产指令(1分) ③ 检查各种标牌:清场合格证、设备完好、已清洁(2分) ④ 填写生产前检查记录(2分)	
领料 (10分)	① 领料 按生产指令向仓库限额领料及包装材料(2分) ② 核对原料及包装材料的名称、规格、批号、数量及供货单位(3分) ③ 复核原料及包装材料的名称、规格、批号、数量(2分) ④ 填写收料记录(3分)	
浓缩 (50分)	① 检查浓缩设备运行是否正常核对原料品名、数量、质量(5分) ② 确认各阀门是否处于适当位置(5分) ③ 先开启真空泵,抽出浓缩罐内部分空气,然后将药液从加料口抽入到浓缩罐内(5分) ④ 打开真空泵冷凝水,向浓缩罐夹套内通蒸汽对罐内药液进行加热(5分) ⑤ 保持适度沸腾状态(5分) ⑥ 蒸发至一定浓度后检测浓缩液,当浓缩液达到工艺所要求的相对密度时停机(5分) ⑦ 浓缩液经浓缩罐出口放出(5分) ⑧ 回收溶剂经回收溶剂贮罐出口放出(5分) ⑨ 称重,装入洁净的容器中(5分) ⑩ 填写收料记录(5分)	
质检 (10分)	① 测定药液体积、重量、相对密度(温度)(5分) ② 出具检验报告书(5分)	
清场 (10分)	① 将浓缩室内的积粉残渣用刷子清扫干净,依次用饮用水、纯净水清洗后,用消毒剂消毒(2分) ② 对本环节的废弃物进行处理(2分) ③ 将各种生产工具或器具放置于指定地点(2分) ④ 挂已清洁状态标识牌(2分) ⑤ 做好清场纪录(2分)	
产品合格率 (10分)	① 物料平衡(5分) ② 收率(5分)	
	合　　计	

表 17　干燥考核标准

考核任务	按生产指令干燥	
考核要求	按干燥岗位标准操作规程进行	
考核项目	评分标准	分值
生产准备 (10分)	① 生产人员按洁净度要求更衣(5分) ② 生产组长将生产指令下发,组员接收生产指令(1分) ③ 检查各种标牌:清场合格证、设备完好、已清洁(2分) ④ 填写生产前检查记录(2分)	
领料 (10分)	① 领料　按生产指令向仓库限额领料及包装材料(2分) ② 核对原料及包装材料的名称、规格、批号、数量及供货单位(3分) ③ 复核原料及包装材料的名称、规格、批号、数量(2分) ④ 填写收料记录(3分)	

干燥 (50分)	① 检查干燥设备运行是否正常核对原料品名、数量、质量(5分) ② 将物料装盘(5分) ③ 打开烘箱门,将物料盘按照从上到下的顺序放入隔板上,推入烘箱内,将烘箱门关闭并压紧 　　(8分) ④ 打开排气阀,设定干燥温度、干燥时间;必要的干燥翻盘(8分) ⑤ 干燥结束后,关闭排气阀(7分) ⑥ 按照从下至上的顺序取出物料(7分) ⑦ 称重,装入洁净的容器中(5分) ⑧ 填写收料记录(5分)	
质检 (10分)	① 水分含量测定(5分) ② 出具检验报告书(5分)	
清场 (10分)	① 将干燥室内的积粉残渣用刷子清扫干净,依次用饮用水、纯净水清洗后,用消毒剂消毒(2分) ② 对本环节的废弃物进行处理(2分) ③ 将各种生产工具或器具放置于指定地点(2分) ④ 挂已清洁状态标识牌(2分) ⑤ 做好清场纪录(2分)	
产品合格率 (10分)	① 物料平衡(5分) ② 收率(5分)	
合　　计		

模块三　中药固体制剂实验实训

实验实训一　制备散剂

任务一　手工制备散剂

表 18　制备散剂实验技能考核评分标准

序号	考核内容	考核要点	配分	得分
1	科学作风(5分)	服装整洁(白服)	2	
		卫生习惯(洗手、擦操作台)	2	
		安静、礼貌	1	
2	器材选择与清洁(5分)	选择正确	3	
		清洁晾干正确	2	
3	药物称取(20分)	天平调零点	3	
		药物的称取	15	
		天平休止	2	
4	制剂配制(40分)	乳钵内壁的饱和(打底)	10	
		药物混合(等量递增)	20	
		检查均匀度	5	
		重量法分剂量	5	
5	成品质量评价(10分)	数量	5	
		色泽	5	
6	实验报告(10分)	书写工整	3	
		操作步骤描述规范	4	
		结论准确	3	
7	操作时间(5分)	按时完成	5	
8	清场(5分)	清洗用具、清理环境	5	
9	合计		100	

任务二　机器制备散剂

表 19　机器制备散剂考核标准

考核任务	按生产指令制备散剂	
考核要求	按散剂制备岗位标准操作规程进行	
考核项目	评分标准	分值
生产准备 (10分)	① 生产人员按洁净度要求更衣(5分) ② 生产组长将生产指令下发,组员接收生产指令(1分) ③ 检查各种标牌:清场合格证、设备完好、已清洁(2分) ④ 填写生产前检查记录(2分)	
备料 (10分)	① 领料　按生产指令向仓库限额领料及包装材料(2分) ② 核对原料及包装材料的名称、规格、批号、数量及供货单位(3分) ③ 复核原料及包装材料的名称、规格、批号、数量(2分) ④ 填写收料记录(3分)	

粉碎 (10分)	① 检查粉碎设备运行是否正常,核对原料品名、数量、质量(1分) ② 取下已清洁标识牌换运行状态标识牌(1分) ③ 出料口扎捆接料袋,旋风分离口扎捆分离袋(1分) ④ 选择合适的筛板(1分) ⑤ 按启动钮,使粉碎机空机运转正常后,均匀进料(2分) ⑥ 出料称重,装入洁净的容器中外贴标签(1分) ⑦ 出料前,让设备空运转2～3分钟,再按停车钮关闭电源开关(2分) ⑧ 填写操作记录(1分)	
过筛 (10分)	① 检查过筛设备运行是否正常核对原料品名、数量、质量(1分) ② 取下已清洁标识牌换运行状态标识牌(1分) ③ 按筛分标准操作规程安装好筛网,把盛料箱摆正放在出料口下方,安装完毕应检查密封性(2分) ④ 开启除尘风机10分钟(1分) ⑤ 在操作过程中,根据实际情况需要调节振动电机偏心块,得到最佳振幅状态(2分) ⑥ 筛粉完毕,关闭电源(1分) ⑦ 出料,称重,装入洁净的容器中,按清洁程序清理现场后进行另一种物料的过筛(1分) ⑧ 填写操作记录(1分)	
混合 (20分)	① 检查混合设备运行是否正常,核对原料品名、数量、质量(2分) ② 操作离合器,使加料口处于理想的加料位置(2分) ③ 松开加料口卡箍,取下平盖(2分) ④ 加料,加料量不超过容积3/4(2分) ⑤ 启动电动机按钮,缓慢地旋转调速旋钮,使之达到正常的混合转速(4分) ⑥ 混合结束,按开车顺序反之关机(2分) ⑦ 拉开卸料口阀板出料,称重,装入洁净的容器中(4分) ⑧ 称重,装入洁净的容器中,填写操作记录(2分)	
分剂量及内 包装(10分)	① 检查混合设备运行是否正常,核对原料品名、数量、质量(1分) ② 于分剂量包装一体机加料中缓缓加入混合粉末,不起粉尘(1分) ③ 加料量不超料斗容量的2/3(1分) ④ 依据料斗内物料多少随时添加粉料(1分) ⑤ 间隔5分钟检查装量差异(1分) ⑥ 间隔15分钟检查设备运行状态(1分) ⑦ 检查包装后打印的药品品名、有效期、批号等(1分) ⑧ 待粉末包装近完成时注意关闭分剂量包装一体机(1分) ⑨ 关闭分剂量包装一体机,切断电源(1分) ⑩ 待料斗内粉料完全包装后,先关包装材料开关,再关热合开关,最后关闭加料机械,切断电源,填写记录(1分)	
质检 (10分)	① 末细度测定(2分) ② 混合均匀度检查(2分) ③ 装量差异检查(2分) ④ 水分测定(1分) ⑤ 微生物限度检查(1分) ⑥ 含量测定(1分) ⑦ 出具检验报告书(1分)	
清场 (10分)	① 将散剂制备室内的积粉残渣用刷子清扫干净,依次用饮用水、纯净水清洗后,用消毒剂消毒(2分) ② 对本环节的废弃物进行处理(2分) ③ 将各种生产工具或器具放置于指定地点(2分) ④ 挂已清洁状态标识牌(2分) ⑤ 做好清场纪录(2分)	
产品合格率 (10分)	① 物料平衡(5分) ② 收率(5分)	
合　计		

实验实训二　制备颗粒剂

任务一　手工制备颗粒剂

表 20　制备颗粒剂实验技能考核评分标准

序号	考核内容	考核要点	配分	得分
1	职业素养(5分)	服装整洁(白服)	2	
		卫生习惯(洗手、擦操作台)	2	
		安静、礼貌	1	
2	器材选择与清洁(5分)	选择正确	3	
		清洁正确	2	
3	备料(15分)	天平调零点	3	
		药物的称取与配制	10	
		天平休止	2	
4	颗粒剂制备(45分)	药液提取、精制与浓缩	15	
		物料的混合	5	
		制软材	10	
		挤出制湿颗粒	5	
		干燥	2	
		整粒	5	
		分剂量包装	3	
5	成品质量评价(10分)	粒度	5	
		色泽	5	
6	实验报告(10分)	书写工整	3	
		操作步骤描述规范	4	
		结论准确	3	
7	操作时间(5分)	按时完成	5	
8	清场(5分)	清洗用具、清理环境	5	
9	合计		100	

任务二　机器制备颗粒剂

表 21　颗粒剂制备实训考核标准

考核任务	按生产指令制备颗粒剂	
考核要求	按颗粒剂制备岗位标准操作规程进行	
考核项目	评分标准	分值
生产准备 (10分)	①生产人员按洁净度要求更衣(5分) ②生产组长将生产指令下发,组员接收生产指令(1分) ③检查各种标牌:清场合格证、设备完好、已清洁(2分) ④填写生产前检查记录(2分)	
备料 (10分)	①领料　按生产指令向仓库限额领料及包装材料(2分) ②核对原料及包装材料的名称、规格、批号、数量及供货单位(3分) ③复核原料及包装材料的名称、规格、批号、数量(2分) ④填写收料记录(3分)	

制膏 (10分)	(1)提取 ① 关闭并锁紧出渣门,打开投料口(0.5分) ② 根据生产指令及各原料相对应的投料量将经过前处理的原料投入提取(0.5分) ③ 加入规定量的溶剂(0.5分) ④ 打开蒸汽阀并控制适当的蒸汽量(0.5分) ⑤ 加热提取规定时间,提取完成后关闭蒸汽阀(0.5分) ⑥ 将药液出料并装入指定容器(0.5分) ⑦ 将药渣中按照规定再加入溶剂进行提取(1分) ⑧ 填写记录(0.5分)	
	(2)过滤 ① 检查进水板的大小与硅胶密封胶圈的完整性,并平整地压按于密封槽内,在出水板的网板面上,平铺上规定直径及孔径的滤材,将进水板、出水板按滤板序号,安装于横架上,检查滤板序号排列是否正确,确认无误后,顺时针旋紧手轮,直至用手扳不动手轮为止(0.5分) ② 将进水接咀、出水接咀分别连接上硅胶软管,并将硅胶软管安装于漏水接口上;将进液管口放入待滤料浆内,出液口用洁净容器盛接,先关闭进液阀,然后按下输液泵启动开关,再逐渐打开进液阀排出管内空气后,进行过滤;微调进液阀及出液阀,调整过滤速度(0.5分) ③ 停泵时,先关进液阀,后关闭出液阀及输液泵电源开关(0.5分) ④ 填写记录(0.5分)	
	(3)浓缩 ① 确认各阀门是否处于适当位置(0.5分) ② 先开启真空泵,抽出浓缩罐内部分空气,然后将药液从加料口加入到浓缩罐内(0.5分) ③ 打开真空泵冷凝水,向浓缩罐夹套内通蒸汽对罐内药液进行加热,保持适度沸腾状态(0.5分) ④ 蒸发至一定浓度后检测浓缩液,当浓缩液达到工艺所要求的比重时停机(1分) ⑤ 浓缩液经浓缩罐出口放至洁净容器(0.5分) ⑥ 填写记录(0.5分)	
制粉 (10分)	(1)粉碎 ① 于出料口扎捆接料袋,于旋风分离口扎捆分离袋,选择合适的筛(1分) ② 除去包装,将药料倒入洁净的生产容器内,称重(0.5分) ③ 按启动钮,使粉碎机空机运转正常后(约10秒钟),均匀进料,连续工作(1分) ④ 出料前,让设备空运转2～3分钟,按停车钮(1分) ⑤ 出料(0.5分) ⑥ 同样的方法再次粉碎剩余的其他药材(1分) ⑦ 称重,装入洁净的容器中(0.5分)	
	(2)过筛 ① 按筛分标准操作规程安装好筛网,把盛料箱摆正放在出料口下方,安装完毕应检查密封性(1分) ② 开启除尘风机10分钟(0.5分) ③ 启动设备空转运行,声音正常后,把物料均匀加入加料口,开始过筛(1分) ④ 在操作过程中,根据实际情况需要调节振动电机偏心块,得到最佳振幅状态(1分) ⑤ 筛粉完毕,关闭电源(0.5分) ⑥ 出料,称重,装入洁净的容器中,填写记录(0.5分)	
制粒 (20分)	① 药粉及辅料倒入搅拌槽中,设定干混时间,开机干混(4分) ② 启动"搅拌慢",按工艺规程要求加入浓缩液,设定制粒时间,依次启动"搅拌快"、"制粒慢"、"制粒快"(4分) ③ 闭搅拌器和切割器开关(4分) ④ 启空压系统,打开卸料阀出料,完毕后关闭空压系统(4分) ⑤ 开启液压系统,将物料锅降至最低位置,关闭液压系统,关闭总电源(2分) ⑥ 填写记录(2分)	

干燥 (5分)	① 上布袋及其它部件装上布袋及其它部件(1分) ② 将湿颗粒及时推进干燥器(1分) ③ 开启机器进行干燥,并严格控制每次干燥湿颗粒量,控制干燥温度及时间(1分) ④ 干燥完毕,关闭电源,倒出干燥器中的物料(1分) ⑤ 称重(0.5分) ⑥ 填写记录(0.5分)	
整粒 (5分)	① 取合适的筛网(1分) ② 开启开关(1分) ③ 加入适量颗粒(1分) ④ 收集颗粒(1分) ⑤ 称重(0.5分) ⑥ 填写记录(0.5分)	
质检 (10分)	① 相对密度的测定(2分) ② 含量测定(1分) ③ 水分测定(1分) ④ 粒度检查(2分) ⑤ 溶化性检查(2分) ⑥ 微生物限度检查(1分) ⑦ 出具检验报告书(1分)	
清场 (10分)	① 将颗粒剂制备室内的积粉残渣用刷子清扫干净,依次用饮用水、纯净水清洗后,用消毒剂消毒(2分) ② 对本环节的废弃物进行处理(2分) ③ 将各种生产工具或器具放置于指定地点(2分) ④ 挂已清洁状态示牌(2分) ⑤ 做好清场纪录(2分)	
产品合格率 (10分)	① 物料平衡(5分) ② 收率(5分)	
合　计		

实验实训三　制备胶囊剂

任务一　手工制备硬胶囊剂

表 22　制备硬胶囊剂实验技能考核评分标准

序号	考核内容	考核要点	配分	得分
1	职业素养(5分)	服装整洁(白服)	2	
		卫生习惯(洗手、擦操作台)	2	
		安静、礼貌	1	
2	器材选择与清洁(10分)	选择正确	5	
		清洁正确	5	
3	备料(15分)	天平调零点	3	
		药物的称取	5	
		胶囊和胶囊盘的选择	5	
		天平休止	2	

序号	考核内容	考核要点	配分	得分
4	胶囊剂制备(35分)	排囊	5	
		拔囊	5	
		药物填充	10	
		合囊	5	
		抛光	5	
		包装	5	
5	成品质量评价(15分)	外观性状	5	
		重量差异	5	
		崩解时限	5	
6	实验报告(10分)	书写工整	3	
		项目齐全	4	
		结论准确	3	
7	操作时间(5分)	按时完成	5	
8	清场(5分)	清洗用具、清理环境	5	
9	合计		100	

任务二 机器制备硬胶囊剂

表23 硬胶囊剂制备实训考核标准

考核任务	按生产指令制备硬胶囊剂	
考核要求	按硬胶囊剂制备岗位标准操作规程进行	
考核项目	评分标准	分值
生产准备 (10分)	① 生产人员按洁净度要求更衣(5分) ② 生产组长将生产指令下发,组员接收生产指令(1分) ③ 检查各种标牌:清场合格证、设备完好、已清洁(2分) ④ 填写生产前检查记录(2分)	
备料 (10分)	① 领料 按生产指令向仓库限额领料及包装材料(2分) ② 核对原料及包装材料的名称、规格、批号、数量及供货单位(3分) ③ 复核原料及包装材料的名称、规格、批号、数量(2分) ④ 填写收料记录(3分)	
制膏 (5分)	(1)提取 ① 关闭并锁紧出渣门,打开投料口(0.25分) ② 根据生产指令及各原料相对应的投料量将经过前处理的原料投入提取(0.25分) ③ 加入规定量的溶剂(0.25分) ④ 打开蒸汽阀并控制适当的蒸汽量(0.25分) ⑤ 加热提取规定时间,提取完成后关闭蒸汽阀(0.25分) ⑥ 将药液出料并装入指定容器(0.25分) ⑦ 将药渣中按照规定再加入溶剂进行提取(0.5分) ⑧ 填写记录(0.25分)	

制膏 (5分)	(2)过滤 ① 检查进水板的大小与硅胶密封胶圈的完整性,并平整地压按于密封槽内,在出水板的网板面上,平铺上规定直径及孔径的滤材,将进水板、出水板按滤板序号,安装于横架上,检查滤板序号排列是否正确,确认无误后,顺时针旋紧手轮,直至用手扳不动手轮为止(0.25分) ② 将进水接咀、出水接咀分别连接上硅胶软管,并将硅胶软管安装于漏水接口上;将进液管口放入待过滤料浆内,出液口用洁净容器盛接,先关闭进液阀,然后按下输液泵启动开关,再逐渐打开进液阀排出管内空气后,进行过滤;微调进液阀及出液阀,调整过滤速度(0.25分) ③ 停泵时,先关进液阀,后关闭出液阀及输液泵电源开关(0.25分) ④ 填写记录(0.25分)	
	(3)浓缩 ① 确认各阀门是否处于适当位置(0.25分) ② 先开启真空泵,抽出浓缩罐内部分空气,然后将药液从加料口加入到浓缩罐内(0.25分) ③ 打开真空泵冷凝水,向浓缩罐夹套内通蒸汽对罐内药液进行加热,保持适度沸腾状态(0.25分) ④ 蒸发至一定浓度后检测浓缩液,当浓缩液达到工艺所要求的比重时停机(0.5分) ⑤ 浓缩液经浓缩罐出口放至洁净容器(0.25分) ⑥ 填写记录(0.25分)	
制粉 (5分)	(1)粉碎 ① 于出料口扎捆接料袋,于旋风分离口扎捆分离袋,选择合适的筛(0.5分) ② 除去包装,将药料倒入洁净的生产容器内,称重(0.25分) ③ 按启动钮,使粉碎机空机运转正常后(约10秒钟),均匀进料,连续工作(0.5分) ④ 出料前,让设备空运转2~3分钟,按停车钮(0.25分) ⑤ 出料(0.25分) ⑥ 同样的方法再次粉碎剩余的其他药材(0.5分) ⑦ 称重,装入洁净的容器中(0.25分)	
	(2)过筛 ① 按筛分标准操作规程安装好筛网,把盛料箱摆正放在出料口下方,安装完毕应检查密封性(0.5分) ② 开启除尘风机10分钟(0.25分) ③ 启动设备空转运行,声音正常后,把物料均匀加入加料口,开始过筛(0.5分) ④ 在操作过程中,根据实际情况需要调节振动电机偏心块,得到最佳振幅状态(0.5分) ⑤ 筛粉完毕,关闭电源(0.25分) ⑥ 出料,称重,装入洁净的容器中,填写记录(0.5分)	
制粒 (5分)	① 药粉及辅料倒入搅拌槽中,设定干混时间,开机干混(0.5分) ② 启动"搅拌慢",按工艺规程要求加入浓缩液,设定制粒时间,依次启动"搅拌快"、"制粒慢"、"制粒快"(1分) ③ 闭搅拌器和切割器开关(1分) ④ 启空压系统,打开卸料阀出料,完毕后关闭空压系统(1分) ⑤ 开启液压系统,将物料锅降至最低位置,关闭液压系统,关闭总电源(1分) ⑥ 填写记录(0.5分)	
干燥 (5分)	① 上布袋及其它部件装上布袋及其他部件(1分) ② 将湿胶囊及时推进干燥器(1分) ③ 开启机器进行干燥,并严格控制每次干燥湿胶囊量,控制干燥温度及时间(1分) ④ 干燥完毕,关闭电源,倒出干燥器中的物料(1分) ⑤ 称重(0.5分) ⑥ 填写记录(0.5分)	

整粒 (5分)	① 取合适的筛网(1分) ② 开启开关(1分) ③ 加入适量胶囊(1分) ④ 收集胶囊(1分) ⑤ 称重(0.5分) ⑥ 填写记录(0.5分)	
总混 (5分)	① 操作离合器,使加料口处于理想的加料位置(1分) ② 松开加料口卡箍,取下平盖(0.5分) ③ 加料,加料量不超过容积3/4(0.5分) ④ 启动电动机按钮,缓慢地旋转调速旋钮,使之达到正常的混合转速(1分) ⑤ 混合结束,按开车顺序反之关机(1分) ⑥ 拉开卸料口阀板出料,称重,装入洁净的容器中(0.5分) ⑦ 填写记录(0.5分)	

胶囊填充
(20分)
	① 装好零部件,将待加工药料、空胶囊分别装入料斗和胶囊斗(4分)
	② 在手动状态时,先按真空泵"ON"键,指示灯亮,真空泵电机、旋涡气泵同时运转,再按主机运
	  行"ON"键,机器开始运转,接着按供料电机"ON"键,供料电机工作,在自动状态时,按下
	  "ON"键,机器按步骤分别起动真空泵、主机、供料电机自动运行,按"OFF"键使机器停止所
	  有的工作回转台运行一周,停机,检测装量(4分)
	③ 将功能开关转至自动位置,关闭好四扇防护门,开始生产(4分)
	④ 运行中每隔20min应作一次剂量差异自检,每次自检不得少于10粒(4分)
	⑤ 生产结束关机(2分)
	⑥ 填写记录(2分)	

质检 (5分)	① 相对密度的测定(0.5分) ② 含量测定(0.5分) ③ 水分测定(0.5分) ④ 粒度检查(0.5分) ⑤ 装量差异检查(0.5分) ⑥ 崩解时限检查(1分) ⑦ 微生物限度检查(0.5分) ⑧ 出具检验报告书(1分)	
清场 (10分)	① 将胶囊剂制备室内的积粉残渣用刷子清扫干净,依次用饮用水、纯净水清洗后,用消毒剂消 毒(2分) ② 对本环节的废弃物进行处理(2分) ③ 将各种生产工具或器具放置于指定地点(2分) ④ 挂已清洁状态标示牌(2分) ⑤ 做好清场纪录(2分)	
产品合格率 (10分)	① 物料平衡(5分) ② 收率(5分)	
合　　计		

实验实训四　制备片剂

任务一　单冲压片机制备片剂

表 24　单冲压片机实验技能考核评分标准

序号	考核内容	考核要点	配分	得分
1	职业素养(5分)	服装整洁(白服)	2	
		卫生习惯(洗手、擦操作台)	2	
		安静、礼貌	1	
2	器材选择与清洁(5分)	选择正确	3	
		清洁正确	2	
3	备料(20分)	天平调零点	3	
		药物的称取	5	
		辅料的称取与处理	5	
		乙醇的配制	5	
		天平休止	2	
4	片剂制备(35分)	药物的提取、纯化与浓缩、干燥	5	
		物料混合	5	
		制软材	10	
		挤出制颗粒	3	
		干燥与整粒	5	
		加入润滑剂	2	
		压片	5	
5	成品质量评价(15分)	外观性状	5	
		崩解时限	5	
		重量差异	5	
6	实验报告(10分)	书写工整	3	
		项目齐全	4	
		结论准确	3	
7	操作时间(5分)	按时完成	5	
8	清场(5分)	清洗用具、清理环境	5	
9	合计		100	

任务二　旋转式压片机制备片剂

表 25　片剂制备实训考核标准

考核任务	按生产指令制备片剂		
考核要求	按片剂制备岗位标准操作规程进行		
考核项目	评分标准		分值
生产准备 (10分)	① 生产人员按洁净度要求更衣(5分) ② 生产组长将生产指令下发,组员接收生产指令(1分) ③ 检查各种标牌;清场合格证、设备完好、已清洁(2分) ④ 填写生产前检查记录(2分)		
备料 (10分)	① 领料 按生产指令向仓库限额领料及包装材料(2分) ② 核对原料及包装材料的名称、规格、批号、数量及供货单位(3分) ③ 复核原料及包装材料的名称、规格、批号、数量(2分) ④ 填写收料记录(3分)		
制膏 (5分)	(1)提取 ① 关闭并锁紧出渣门,打开投料口(0.25分) ② 根据生产指令及各原料相对应的投料量将经过前处理的原料投入提取(0.25分) ③ 加入规定量的溶剂(0.25分) ④ 打开蒸汽阀并控制适当的蒸汽量(0.25分) ⑤ 加热提取规定时间,提取完成后关闭蒸汽阀(0.25分) ⑥ 将药液出料并装入指定容器(0.25分) ⑦ 将药渣中按照规定再加入溶剂进行提取(0.5分) ⑧ 填写记录(0.25分)		
	(2)过滤 ① 检查进水板的大小与硅胶密封胶圈的完整性,并平整地压按于密封槽内,在出水板的网板面上,平铺上规定直径及孔径的滤材,将进水板、出水板按滤板序号,安装于横架上,检查滤板序号排列是否正确,确认无误后,顺时针旋转手轮,直至用手扳不动手轮为止(0.25分) ② 将进水接咀、出水接咀分别连接上硅胶软管,并将硅胶软管安装于漏水接口上;将进液管口放入待过滤料浆内,出液口用洁净容器盛接,先关闭进液阀,然后按下输液泵启动开关,再逐渐打开进液阀排出管内空气后,进行过滤;微调进液阀及出液阀,调整过滤速度(0.25分) ③ 停泵时,先关进液阀,后关闭出液阀及输液泵电源开关(0.25分) ④ 填写记录(0.25分)		
	(3)浓缩 ① 确认各阀门是否处于适当位置(0.25分) ② 先开启真空泵,抽出浓缩罐内部分空气,然后将药液从加料口加入到浓缩罐内(0.25分) ③ 打开真空泵冷凝水,向浓缩罐夹套内通蒸汽对罐内药液进行加热,保持适度沸腾状态(0.25分) ④ 蒸发至一定浓度后检测浓缩液,当浓缩液达到工艺所要求的比重时停机(0.5分) ⑤ 浓缩液经浓缩罐出口放至洁净容器(0.25分) ⑥ 填写记录(0.25分)		
制粉 (5分)	(1)粉碎 ① 于出料口扎捆接料袋,于旋风分离口扎捆分离袋,选择合适的筛(0.5分) ② 除去包装,将药料倒入洁净的生产容器内,称重(0.25分) ③ 按启动钮,使粉碎机空机运转正常后(约10秒钟),均匀进料,连续工作(0.5分) ④ 出料前,让设备空运转2~3分钟,按停车钮(0.25分) ⑤ 出料(0.25分) ⑥ 同样的方法再次粉碎剩余的其他药材(0.5分) ⑦ 称重,装入洁净的容器中(0.25分)		

制粉 (5分)	(2)过筛 ① 按筛分标准操作规程安装好筛网,把盛料箱摆正放在出料口下方,安装完毕应检查密封性 　(0.5分) ② 开启除尘风机10分钟(0.25分) ③ 启动设备空转运行,声音正常后,把物料均匀加入加料口,开始过筛(0.5分) ④ 在操作过程中,根据实际情况需要调节振动电机偏心块,得到最佳振幅状态(0.5分) ⑤ 筛粉完毕,关闭电源(0.25分) ⑥ 出料,称重,装入洁净的容器中,填写记录(0.5分)	
制粒 (5分)	① 药粉及辅料倒入搅拌槽中,设定干混时间,开机干混(0.5分) ② 启动"搅拌慢",按工艺规程要求加入浓缩液,设定制粒时间,依次启动"搅拌快"、"制粒慢"、 　"制粒快"(1分) ③ 闭搅拌器和切割器开关(1分) ④ 启空压系统,打开卸料阀出料,完毕后关闭空压系统(1分) ⑤ 开启液压系统,将物料锅降至最低位置,关闭液压系统,关闭总电源(1分) ⑥ 填写记录(0.5分)	
干燥 (5分)	① 上布袋及其他部件装上布袋及其它部件(1分) ② 将湿片及时推进干燥器(1分) ③ 开启机器进行干燥,并严格控制每次干燥湿片量,控制干燥温度及时间(1分) ④ 干燥完毕,关闭电源,倒出干燥器中的物料(1分) ⑤ 称重(0.5分) ⑥ 填写记录(0.5分)	
整粒 (5分)	① 取合适的筛网(1分) ② 开启开关(1分) ③ 加入适量片(1分) ④ 收集片(1分) ⑤ 称重(0.5分) ⑥ 填写记录(0.5分)	
总混 (5分)	① 操作离合器,使加料口处于理想的加料位置(1分) ② 松开加料口卡箍,取下平盖(0.5分) ③ 加料,加料量不超过容积3/4(0.5分) ④ 启动电动机按钮,缓慢地旋转调速旋钮,使之达到正常的混合转速(1分) ⑤ 混合结束,按开车顺序反之关机(1分) ⑥ 拉开卸料口阀板出料,称重,装入洁净的容器中(0.5分) ⑦ 填写记录(0.5分)	
压片 (20分)	① 装好零部件,加料(2分) ② 连接好吸尘接口,开启吸尘器开关,启动吸尘器(2分) ③ 启动启动按钮,然后旋转变频调速电位器至低速(2分) ④ 调节压力手轮至压力要求值,其值显示在数显表上,压力以略大于压片力为宜(2分) ⑤ 转动片厚调节手轮,按先稍厚直至合适顺序调节(2分) ⑥ 根据出片的称重,调节充填手轮至合适片重,再仔细调整片厚以达到工艺要求的硬度(4分) ⑦ 旋动变频调速电位器把电机开到高速,进入正常生产;每隔10分钟称重一次,必要时调整充 　填手轮,以保证片差在允许范围内(2分) ⑧ 生产结束关机(2分) ⑨ 填写记录(2分)	

质检 (10分)	① 相对密度的测定(1分) ② 含量测定(1分) ③ 水分测定(1分) ④ 粒度检查(1分) ⑤ 片重差异检查(2分) ⑥ 崩解时限检查(1分) ⑦ 微生物限度检查(1分) ⑧ 出具检验报告书(2分)	
清场 (10分)	① 将片剂制备室内的积粉残渣用刷子清扫干净,依次用饮用水、纯水清洗后,用消毒剂消毒 　　(2分) ② 对本环节的废弃物进行处理(2分) ③ 将各种生产工具或器具放置于指定地点(2分) ④ 挂已清洁状态标示牌(2分) ⑤ 做好清场纪录(2分)	
产品合格率 (10分)	① 物料平衡(5分) ② 收率(5分)	
合　　计		

实验实训五　制备丸剂

任务一　手工制备蜜丸

表 26　手工制备蜜丸实验技能考核评分标准

序号	考核内容	考核要点	配分	得分
1	职业素养(5分)	服装整洁(白服)	2	
		卫生习惯(洗手、擦操作台)	2	
		安静、礼貌	1	
2	器材选择与清洁(10分)	选择正确	5	
		清洁正确	5	
3	备料(15分)	天平调零点	2	
		药物的称取	5	
		天平休止	3	
		粉碎、过筛、混合均匀	5	
4	丸剂制备(40分)	炼蜜操作规范	5	
		中蜜标准(温度)	5	
		用蜜量与温度适合	5	
		蜜与药粉混合均匀	5	
		捏搓充分,丸坨软硬适宜,可塑性好	5	
		丸条粗细一致,两端平整	5	
		分割均匀,丸粒圆整、光滑	5	
		包装	5	

序号	考核内容	考核要点	配分	得分
5	成品质量评价(10分)	外观性状	5	
		重量差异	5	
6	实验报告(10分)	书写工整	3	
		操作步骤描述规范	4	
		结论准确	3	
7	操作时间(5分)	按时完成	5	
8	清场(5分)	清洗用具、清理环境	5	
9	合计		100	

任务二 机器制备蜜丸

表27 蜜丸制备岗位实训考核标准

考核任务	按生产指令制备蜜丸	
考核要求	按蜜丸制备岗位标准操作规程进行	
考核项目	评分标准	分值
生产准备 (10分)	① 生产人员按洁净度要求更衣(5分) ② 生产组长将生产指令下发,组员接收生产指令(1分) ③ 检查各种标牌:清场合格证、设备完好、已清洁(2分) ④ 填写生产前检查记录(2分)	
备料 (10分)	① 领料 按生产指令向仓库限额领料及包装材料(2分) ② 核对原料及包装材料的名称、规格、批号、数量及供货单位(3分) ③ 复核原料及包装材料的名称、规格、批号、数量(2分) ④ 填写收料记录(3分)	
制粉 (5分)	(1)粉碎 ① 于出料口扎捆接料袋,于旋风分离口扎捆分离袋,选择合适的筛(0.5分) ② 除去包装,将药料倒入洁净的生产容器内,称重(0.25分) ③ 按启动钮,使粉碎机空机运转正常后(约10秒钟),均匀进料,连续工作(0.5分) ④ 出料前,让设备空运转2~3分钟,按停车钮(0.25分) ⑤ 出料(0.25分) ⑥ 同样的方法再次粉碎剩余的其他药材(0.5分) ⑦ 称重,装入洁净的容器中(0.25分)	
	(2)过筛 ① 按筛分标准操作规程安装好筛网,把盛料箱摆正放在出料口下方,安装完毕应检查密封性(0.5分) ② 开启除尘风机10分钟(0.25分) ③ 启动设备空转运行,声音正常后,把物料均匀加入加料口,开始过筛(0.5分) ④ 在操作过程中,根据实际情况需要调节振动电机偏心块,得到最佳振幅状态(0.5分) ⑤ 筛粉完毕,关闭电源(0.25分) ⑥ 出料,称重,装入洁净的容器中,填写记录(0.5分)	

炼蜜 (15分)	① 打开炼蜜罐上输蜜阀门,打开地下室输蜜管阀门,打开蜜池贮蜜总阀门,并检查管网是否滴漏(2分) ② 输蜜前准备工作者无误后,开启输蜜泵输蜜,达到要求容量时关闭输蜜泵;输蜜停止工作同输前准备工作相反(2分) ③ 打开蒸汽阀,检查疏水器,工作稳定在0.2MPa以下,待化蜜达到工艺要求时,关闭蒸汽阀,停止加热化蜜(2分) ④ 确认炼蜜罐各阀门处于适当位置(2分) ⑤ 先开启真空泵,然后将化好的蜜从加料口加入到炼蜜罐内(2分) ⑥ 打开真空泵冷凝水,向炼蜜罐夹套内通蒸汽对罐内炼蜜进行加热,保持适度沸腾状态(2分) ⑦ 炼至一定浓度后检测炼蜜程度,当炼蜜达到工艺要求时停机(1分) ⑧ 出料,称重(1分) ⑨ 填写记录(1分)	
和坨 (15分)	① 按"启动"按钮,开始运转,加入药物粉末和炼蜜(在物料进行混合时,物料必须实行递增法混合)物料装入混合桶一般不超过桶容积的2/3为宜(3分) ② 物料混合(3分) ③ 物料混合好后,打开上盖,点动运行开关将料桶倾倒取料(3分) ④ 结束生产时先按"停止"键,机器停止运转;然后按"出料"键,混合槽向下倾斜(3分) ⑤ 出料(2分) ⑥ 填写记录(1分)	
制丸 (15分)	① 按点动开关观察,使开合辊停在开的最大位置(2分) ② 松开推条板上的两个紧固螺钉,使推条板处在向下推向位置,推条钢丝底部要保持与履带面平行无缝(2分) ③ 调节酒精量(1分) ④ 调节丸重(2分) ⑤ 将药坨间断投入到机器的进料口中,在螺旋推进器的连续推动下,挤出药条(2分) ⑥ 模辊与翻板,挤出器容易接触药的部位应加食用油(2分) ⑦ 被切断的药条继续向前碰上第二个光电讯号时,翻转传送带翻转,将药条送入碾辊滚压,输出成品(2分) ⑧ 计数,收集成品(1分) ⑨ 填写记录(1分)	
质检 (10分)	① 丸重差异检查(5分) ② 水分测定(2分) ③ 含量测定(1分) ④ 微生物限度检查(1分) ⑤ 出具检验报告书(1分)	
清场 (10分)	① 将蜜丸制备室内的积粉残渣用刷子清扫干净,依次用饮用水、纯净水清洗后,用消毒剂消毒(2分) ② 对本环节的废弃物进行处理(2分) ③ 将各种生产工具或器具放置于指定地点(2分) ④ 挂已清洁状态标示牌(2分) ⑤ 做好清场纪录(2分)	
产品合格率 (10分)	① 物料平衡(5分) ② 收率(5分)	
合　计		

任务三 手工制备水丸

表 28 制备水丸实验技能考核评分标准

序号	考核内容	考核要点	配分	得分
1	职业素养(5分)	服装整洁(白服)	2	
		卫生习惯(洗手、擦操作台)	2	
		安静、礼貌	1	
2	器材选择与清洁(10分)	选择正确	5	
		清洁正确	5	
3	备料(15分)	天平调零点	2	
		药物的称取	5	
		天平休止	3	
		粉碎、过筛、混合均匀	5	
4	水丸制备(40分)	泛丸操作规范	5	
		起模	5	
		成型	5	
		盖面	5	
		干燥	5	
		选丸	5	
		包衣	5	
		打光	2	
		包装	3	
5	成品质量评价(10分)	外观性状	5	
		重量差异	5	
6	实验报告(10分)	书写工整	3	
		操作步骤描述规范	4	
		结论准确	3	
7	操作时间(5分)	按时完成	5	
8	清场(5分)	清洗用具、清理环境	5	
9	合计		100	

任务四　机器制备水丸

表 29　水丸制备实训考核标准

考核任务	按生产指令制备水丸	
考核要求	按水丸制备岗位标准操作规程进行	
考核项目	评分标准	分值
生产准备 (5分)	① 生产人员按洁净度要求更衣(2分) ② 生产组长将生产指令下发,组员接收生产指令(1分) ③ 检查各种标牌:清场合格证、设备完好、已清洁(1分) ④ 填写生产前检查记录(1分)	
备料 (5分)	① 领料 按生产指令向仓库限额领料及包装材料(1分) ② 核对原料及包装材料的名称、规格、批号、数量及供货单位(2分) ③ 复核原料及包装材料的名称、规格、批号、数量(1分) ④ 填写收料记录(1分)	
起模 (20分)	① 加水加粉要分布均匀,用量适中(可参考下表)并不断用手在锅口搓碎粉块、重叠丸;并由里向外翻拌,使丸粒均匀增大,由于机器的转动使大粒集中于锅口,小粒集中于锅底,所以每次加药粉时应加在锅底附近,使小粒充分粘附药粉,以缩小粒度差。(5分) ② 对质地特别粘的品种,要随时注意丸粒的圆整度,并防止打滑、结饼。(5分) ③ 丸粒在锅内转动时间要适当,过短则丸粒松散,在贮存过程中易破碎,易吸潮发霉;过长则丸粒太紧实(尤其是糊丸、浓缩丸等),服后难于溶散。(5分) ④ 含忌铜的药物如朱砂、硫磺以及含酸性成分等的丸剂,不能用铜制包衣锅起模与泛丸,以免因化学变化而使丸药表面变色或增加对人体的有害成分。此类品种可用不锈钢制的包衣锅制作。(5分)	
成型 (15分)	① 反复加水润湿,上粉滚圆和筛选。(10分) ② 加水和加粉的量应逐渐增加。(5分)	
盖面 (15分)	① 将已经增大、筛选均匀的丸粒和余粉,或特制的盖面用粉等加大。(10分) ② 丸粒大小均匀,色泽一致。(5分)	
干燥 (10分)	必须干燥,一般干燥温度为80℃左右。(10分)	
选丸 (10分)	保证丸粒圆整、大小均匀,一般通过滚筒筛、检丸器选丸。(10分)	
质检 (10分)	① 丸重差异检查(5分)②水分测定(2分)③含量测定(2分)④出具检验报告书(1分)	
清场 (5分)	① 将水丸制备室内的积粉残渣用刷子清扫干净,依次用饮用水、纯水清洗后,用消毒剂消毒(1分) ② 对本环节的废弃物进行处理(1分) ③ 将各种生产工具或器具放置于指定地点(1分) ④ 挂已清洁状态标示牌(1分) ⑤ 做好清场纪录(1分)	
产品合格率 (5分)	① 物料平衡(2.5分) ② 收率(2.5分)	
合　　计		

任务五　制备滴丸

表 30　制备滴丸实验技能考核评分标准

序号	考核内容	考核要点	配分	得分
1	职业素养(5分)	服装整洁(白服)	2	
		卫生习惯(洗手、擦操作台)	2	
		安静、礼貌	1	
2	器材选择与清洁(10分)	选择正确	5	
		清洁正确	5	
3	备料(15分)	天平调零点	2	
		药物的称取	5	
		天平休止	3	
		粉碎、过筛、混合均匀	5	
4	滴丸制备(40分)	滴丸操作规范	5	
		药物和基质混悬或熔融	5	
		滴制	10	
		洗丸	5	
		干燥	5	
		选丸	5	
		质检	2	
		包装	3	
5	成品质量评价(10分)	外观性状	5	
		重量差异	5	
6	实验报告(10分)	书写工整	3	
		操作步骤描述规范	4	
		结论准确	3	
7	操作时间(5分)	按时完成	5	
8	清场(5分)	清洗用具、清理环境	5	
9	合计		100	

实验六　制备胶剂

表 31　制备胶剂实验技能考核评分标准

序号	考核内容	考核要点	配分	得分
1	职业素养(5分)	服装整洁(白服)	2	
		卫生习惯(洗手、擦操作台)	2	
		安静、礼貌	1	
2	器材选择与清洁(10分)	选择正确	5	
		清洁正确	5	
3	备料(15分)	天平调零点	2	
		药物的称取	5	
		天平休止	3	
		粉碎、过筛、混合均匀	5	
4	胶剂制备(40分)	制备胶剂的操作规范	5	
		原料的选择与处理	5	
		煎取胶液	5	
		滤过澄清	5	
		浓缩收胶	5	
		胶凝与切胶	10	
		干燥与包装	5	
5	成品质量评价(10分)	外观性状	5	
		重量差异	5	
6	实验报告(10分)	书写工整	3	
		操作步骤描述规范	4	
		结论准确	3	
7	操作时间(5分)	按时完成	5	
8	清场(5分)	清洗用具、清理环境	5	
9	合计		100	

模块四 中药液体制剂实验

实验一 制备酒剂、酊剂与流浸膏

表 32 制备酒剂实验技能考核评分标准

序号	考核内容	考核要点	配分	得分
1	职业素养(5分)	服装整洁(白服)	2	
		卫生习惯(洗手、擦操作台)	2	
		安静、礼貌	1	
2	器材选择与清洁(5分)	选择正确	3	
		清洁正确	2	
3	备料(10分)	天平调零点	3	
		药物的称取	5	
		天平休止	2	
4	酒剂制备(40分)	酒的量取	7	
		提取量具的选择	8	
		药材有效成分的提取	10	
		放冷过滤,滤渣用力压榨,所得压榨液与滤液合并	10	
		搅匀	5	
5	成品质量评价(15分)	总量	5	
		色泽	5	
		全溶	5	
6	实验报告(15分)	书写工整	5	
		项目齐全	5	
		结论准确	5	
7	操作时间(5分)	按时完成	5	
8	清场(5分)	清洗用具、清理环境	5	
9	合计		100	

表 33 制备酊剂实验技能考核评分标准

序号	考核内容	考核要点	配分	得分
1	职业素养(5分)	服装整洁(白服)	2	
		卫生习惯(洗手、擦操作台)	2	
		安静、礼貌	1	
2	器材选择与清洁(5分)	选择正确	3	
		清洁正确	2	
3	备料(10分)	天平调零点	3	
		药物的称取	5	
		天平休止	2	

序号	考核内容	考核要点	配分	得分
4	酊剂制备(40分)	纯化水的量取	5	
		溶解量具的选择	5	
		碘化钾的溶解	10	
		碘的溶解	10	
		加乙醇至规定量	5	
		搅匀	5	
5	成品质量评价(15分)	总量	5	
		色泽	5	
		全溶	5	
6	实验报告(15分)	书写工整	5	
		项目齐全	5	
		结论准确	5	
7	操作时间(5分)	按时完成	5	
8	清场(5分)	清洗用具、清理环境	5	
9	合计		100	

表34 制备流浸膏实验技能考核评分标准

序号	考核内容	考核要点	配分	得分
1	职业素养(5分)	服装整洁(白服)	2	
		卫生习惯(洗手、擦操作台)	2	
		安静、礼貌	1	
2	器材选择与清洁(5分)	选择正确	3	
		清洁正确	2	
3	备料(10分)	天平调零点	3	
		药物的称取	5	
		天平休止	2	
4	流浸膏制备(40分)	浸渍液的量取	5	
		浸渍量具的选择	5	
		药材的提取	10	
		收集滤液	10	
		浓缩、调整至规定量	5	
		搅匀	5	
5	成品质量评价(15分)	总量	5	
		色泽	5	
		全溶	5	
6	实验报告(15分)	书写工整	5	
		项目齐全	5	
		结论准确	5	
7	操作时间(5分)	按时完成	5	
8	清场(5分)	清洗用具、清理环境	5	
9	合计		100	

实验二 制备糖浆剂

表 35 制备糖浆剂实验技能考核评分标准

序号	考核内容	考核要点	配分	得分
1	职业素养(5分)	服装整洁(白服)	2	
		卫生习惯(洗手、擦操作台)	2	
		安静、礼貌	1	
2	器材选择与清洁(5分)	选择正确	3	
		清洁正确	2	
3	备料(15分)	天平调零点	3	
		药物的称量与配制	10	
		天平休止	2	
4	糖浆剂制备(35分)	药物的提取纯化与浓缩	10	
		单糖浆的配制	10	
		附加剂溶液的配制	5	
		药物与单糖浆的混合	5	
		加入附加剂	5	
5	成品质量评价(15分)	外观性状	5	
		含糖量	10	
6	实验报告(15分)	书写工整	5	
		项目齐全	5	
		结论准确	5	
7	操作时间(5分)	按时完成	5	
8	清场(5分)	清洗用具、清理环境	5	
9	合计		100	

实验三 制备合剂、口服液

表 36 制备合剂、口服液实验技能考核评分标准

序号	考核内容	考核要点	配分	得分
1	职业素养(5分)	服装整洁(白服)	2	
		卫生习惯(洗手、擦操作台)	2	
		安静、礼貌	1	
2	器材选择与清洁(5分)	选择正确	3	
		清洁正确	2	
3	备料(15分)	天平调零点	3	
		药物的称量与配制	10	
		天平休止	2	
4	口服液制备(35分)	提取纯化与浓缩	5	
		配液	10	
		灌装	10	
		灭菌	5	
		灯检	5	

序号	考核内容	考核要点	配分	得分
5	成品质量评价(15分)	外观性状	5	
		无菌检查	5	
		装量	5	
6	实验报告(15分)	书写工整	5	
		项目齐全	5	
		结论准确	5	
7	操作时间(5分)	按时完成	5	
8	清场(5分)	清洗用具、清理环境	5	
9	合计		100	

实验四　制备溶液型液体制剂

表 37　制备溶液型液体制剂实验技能考核评分标准

序号	考核内容	考核要点	配分	得分
1	职业素养(5分)	服装整洁(白服)	2	
		卫生习惯(洗手、擦操作台)	2	
		安静、礼貌	1	
2	器材选择与清洁(5分)	选择正确	3	
		清洁正确	2	
3	备料(10分)	天平调零点	3	
		药物的称取	5	
		天平休止	2	
4	溶液制备(40分)	计算、称量	10	
		溶解、移液、清洁	10	
		定容、摇匀	10	
		装瓶、贴签	10	
5	成品质量评价(15分)	总量	5	
		色泽	5	
		碘全溶	5	
6	实验报告(15分)	书写工整	5	
		项目齐全	5	
		结论准确	5	
7	操作时间(5分)	按时完成	5	
8	清场(5分)	清洗用具、清理环境	5	
9	合计		100	

实验五　制备胶体溶液型液体制剂

表 38　制备胶体溶液型液体制剂实验技能考核评分标准

序号	考核内容	考核要点	配分	得分
1	职业素养(5分)	服装整洁(白服)	2	
		卫生习惯(洗手、擦操作台)	2	
		安静、礼貌	1	
2	器材选择与清洁(5分)	选择正确	3	
		清洁正确	2	
3	备料(10分)	天平调零点	3	
		药物的称取	5	
		天平休止	2	
4	制备胶体溶液型液体(40分)	分散法或凝聚法制备胶体溶液型液体	40	
5	成品质量评价(15分)	总量	5	
		色泽	10	
6	实验报告(15分)	书写工整	5	
		项目齐全	5	
		结论准确	5	
7	操作时间(5分)	按时完成	5	
8	清场(5分)	清洗用具、清理环境	5	
9	合计		100	

实验六　制备混悬型液体制剂

表 39　制备混悬液实验技能考核评分标准

序号	考核内容	考核要点	配分	得分
1	职业素养(5分)	服装整洁(白服)	2	
		卫生习惯(洗手、擦操作台)	2	
		安静、礼貌	1	
2	器材选择与清洁(5分)	选择正确	3	
		清洁正确	2	
3	备料(20分)	天平调零点	3	
		药物的称量	10	
		天平休止	2	
		乳钵处理	5	
4	酊剂制备(40分)	物料干混	5	
		甘油、少量水与炉甘石、氧化锌的混合	5	
		羧甲基纤维素钠胶浆的配制	10	
		加入羧甲基纤维素钠胶浆混匀	10	
		转移上液至量杯中,加纯化水至刻度,搅匀	5	
		转移至投药瓶中,填写并贴好标签	5	

続表

序号	考核内容	考核要点	配分	得分
5	成品质量评价(10分)	容量	5	
		混悬性能与状态	5	
6	实验报告(10分)	书写工整	3	
		项目齐全	4	
		结论准确	3	
7	操作时间(5分)	按时完成	5	
8	清场(5分)	清洗用具、清理环境	5	
9	合计		100	

实验七 制备乳剂

表 40 制备乳剂实验技能考核评分标准

序号	考核内容	考核要点	配分	得分
1	职业素养(5分)	服装整洁(白服)	2	
		卫生习惯(洗手、擦操作台)	2	
		安静、礼貌	1	
2	器材选择与清洁(5分)	选择正确	3	
		清洁正确	2	
3	备料(20分)	天平调零点	3	
		阿拉伯胶和西黄蓍胶的称取	5	
		菜子油的称取	5	
		纯化水的量取	2	
		天平休止	2	
		乳钵的处理	3	
4	乳剂制备(40分)	阿拉伯胶与西黄蓍胶的混合	10	
		菜子油与胶粉的混合(轻研至匀)	5	
		纯化水按比例一次加入油胶混合物中	10	
		水、油、胶同向研磨,至初乳生成	5	
		加入糖精钠溶液及尼泊金乙酯溶液	5	
		加纯化水至全量	5	
5	成品质量评价(10分)	装量	5	
		颜色与分散状况	5	
6	实验报告(10分)	书写工整	3	
		项目齐全	4	
		结论准确	3	
7	操作时间(5分)	按时完成	5	
8	清场(5分)	清洗用具、清理环境	5	
9	合计		100	

附录 中药制剂技术实验实训考核标准 **191**

模块五 中药半固体制剂实验

实验一 制备乳膏剂

表 41 制备乳膏剂实验技能考核评分标准

序号	考核内容	考核要点	配分	得分
1	职业素养(5分)	服装整洁(白服)	2	
		卫生习惯(洗手、擦操作台)	2	
		安静、礼貌	1	
2	器材选择与清洁(5分)	选择正确	3	
		清洁正确	2	
3	备料(10分)	操作准确	5	
		正确读数	5	
4	乳膏剂制备(50分)	药物研细过筛	10	
		油相的熔化与混合	10	
		甘油与纯化水加热,加入其他附加剂溶解	10	
		水相缓缓加入油相中,冷凝	10	
		将药物加入基质	10	
5	成品质量评价(10分)	均匀性、细腻性	5	
		涂布性、黏稠性	5	
6	实验报告(10分)	书写工整	3	
		项目齐全	4	
		结论准确	3	
7	操作时间(5分)	按时完成	5	
8	清场(5分)	清洗用具、清理环境	5	
9	合计		100	

实验二　制备煎膏剂（膏滋）

表 42　制备煎膏剂（膏滋）考核标准

序号	考核内容	考核要点	配分	得分
1	职业素养(5分)	服装整洁(白服)	2	
		卫生习惯(洗手、擦操作台)	2	
		安静、礼貌	1	
2	器材选择与清洁(5分)	选择正确	3	
		清洁正确	2	
3	备料(10分)	操作准确	5	
		正确读数	5	
4	煎膏剂制备(50分)	制膏	15	
		炼糖	15	
		收膏	10	
		灌装	10	
5	成品质量评价(10分)	相对密度的测定	2.5	
		含量测定	2.5	
		装量检查	2.5	
		不溶物检查	2.5	
6	实验报告(10分)	书写工整	3	
		项目齐全	4	
		结论准确	3	
7	操作时间(5分)	按时完成	5	
8	清场(5分)	清洗用具、清理环境	5	
9	合计		100	

模块六　其他中药制剂实验实训

实验一　制备栓剂

表 43　制备栓剂实验技能考核评分标准

序号	考核内容	考核要点	配分	得分
1	职业素养(5分)	服装整洁(白服)	2	
		卫生习惯(洗手、擦操作台)	2	
		安静、礼貌	1	
2	器材选择与清洁(5分)	选择正确	3	
		清洁正确	2	
3	备料(10分)	操作准确	5	
		数量准确	5	
		模具涂适量润滑剂	5	
4	栓剂制备(45分)	熔化基质操作熟练正确	5	
		灌注连续	10	
		做至稍溢出栓模口	10	
		冷却,削平操作正确	10	
		脱模操作正确	5	
		包装	5	
5	成品质量评价(10分)	外观性状	5	
		重量差异	5	
6	实验报告(15分)	书写工整	5	
		项目齐全	5	
		结论准确	5	
7	操作时间(5分)	按时完成	5	
8	清场(5分)	清洗用具、清理环境	5	
9	合计		100	

实验二　制备膜剂

表 44　制备膜剂实验技能考核评分标准

序号	考核内容	考核要点	配分	得分
1	职业素养(5分)	服装整洁(白服)	2	
		卫生习惯(洗手、擦操作台)	2	
		安静、礼貌	1	
2	器材选择与清洁(10分)	选择正确	5	
		清洁正确、晾干玻璃板	5	
3	备料(10分)	操作规范	3	
		数量准确	2	

序号	考核内容	考核要点	配分	得分
4	膜剂制备(45分)	成膜材料的溶解	5	
		溶解药物,轻轻搅拌下加入胶浆中	5	
		静默除气泡	5	
		涂脱膜剂	5	
		倾倒规范	5	
		推杆动作熟练(连续,匀速)	10	
		干燥温度调节正确,时间控制好	5	
		分格合理、包装正确	5	
5	成品质量评价(10分)	外观性状	5	
		重量差异	5	
6	实验报告(15分)	书写工整	5	
		项目齐全	5	
		结论准确	5	
7	操作时间(5分)	按时完成	5	
8	清场(5分)	清洗用具、清理环境	5	
9	合计		100	

实验三 制备微囊

表45 制备微囊实验技能考核评分标准

序号	考核内容	考核要点	配分	得分
1	职业素养(5分)	服装整洁(白服)	2	
		卫生习惯(洗手、擦操作台)	2	
		安静、礼貌	1	
2	器材选择与清洁(10分)	选择正确	5	
		清洁正确、晾干玻璃板	5	
3	备料(10分)	操作规范	3	
		数量准确	2	
4	微囊制备(45分)	明胶溶液的制备	10	
		乳液的制备	10	
		成囊	15	
		固化	10	
5	成品质量评价(10分)	外观性状	5	
		重量差异	5	
6	实验报告(15分)	书写工整	5	
		项目齐全	5	
		结论准确	5	
7	操作时间(5分)	按时完成	5	
8	清场(5分)	清洗用具、清理环境	5	
9	合计		100	

实验四　制备β-环糊精包合物

表 46　制备β-环糊精包合物实验技能考核评分标准

序号	考核内容	考核要点	配分	得分
1	职业素养(5分)	服装整洁(白服)	2	
		卫生习惯(洗手、擦操作台)	2	
		安静、礼貌	1	
2	器材选择与清洁(10分)	选择正确	5	
		清洁正确、晾干玻璃板	5	
3	备料(10分)	操作规范	3	
		数量准确	2	
4	β-环糊精包合物制备(45分)	选用研磨法(或饱和水溶液法、喷雾干燥法或冷冻干燥法)制备β-环糊精包合物	45	
5	成品质量评价(10分)	外观性状	5	
		重量差异	5	
6	实验报告(15分)	书写工整	5	
		项目齐全	5	
		结论准确	5	
7	操作时间(5分)	按时完成	5	
8	清场(5分)	清洗用具、清理环境	5	
9	合计		100	

实训五　制备注射剂

表 47　注射剂制备实训技能考核评分标准

考核任务	按生产指令过筛	
考核要求	按注射剂岗位标准操作规程进行	
考核项目	评分标准	分值
备料 (10分)	1. 领料 ① 按生产指令向仓库限额领料(1分) ② 按包装指令向仓库限额领用包装材料(1分) 2. 核对 ① 核对原料的名称、规格、批号、数量及供货单位(1分) ② 核对包装材料的名称、规格、批号、数量及供货单位(1分) ③ 核对检验报告单的QA检字(0.5分) ④ 核对中间产品传递单的QA检字(0.5分) 3. 复核 ① 复核原料的名称、规格、批号、数量(1分) ② 复核包装材料的名称、规格、批号、数量(1分) ③ 复核检验报告单的QA检字(0.5分) ④ 复核中间产品传递单的QA检字(0.5分) 4. 填写原始记录 ① 确认无误后,填写收料记录(1分) ② 将包材表面清洁后带入车间配料区(称量区)(1分)	

提取 (5分)	1. 着装 着规定的工作服,系扣,拉好拉链,把头发全部包好(0.5分) 2. 核查状态标识及设备消毒(0.5分) 3. 检查浸提设备运行是否正常(0.5分) 4. 取换标识牌(0.5分) 5. 操作(1分) 6. 填写记录(1分) 7. 收集工作(0.5分) 8. 清场(0.5分)	
纯化 (10分)	1. 着装(0.5分) 2. 核查状态标识及设备消毒(0.5分) 3. 检查设备运行是否正常(0.5分) 4. 取换标识牌(0.5分) 5. 操作 (1)过滤(1分) (2)浓缩(1分) (3)醇沉(1分) (4)回收乙醇并浓缩(1分) (5)水沉(1分) 6. 填写记录(1分) 7. 收集工作(1分) 8. 清场(1分)	
配液 (10分)	1. 着装(0.5分) 2. 核查状态标识及设备消毒(0.5分) 3. 检查设备运行是否正常(0.5分) 4. 取换标识牌(0.5分) 5. 操作 ① 往配液罐中加入药液(1分) ② 称取处方量的氢氧化钠,开启搅拌器,将其倒入配液罐中,调节20%NaOH调pH为6.8～7.0(1分) ③ 加入0.2%的活性炭,打开蒸汽阀,煮沸20分钟(1分) ④ 过滤(1分) ⑤ 滤液中加入亚硫酸氢钠,搅拌(0.5分) ⑥ 用钛棒过滤器过滤,收集滤液(1分) ⑦ 用微孔滤膜过滤,收集滤液(1分) 6. 填写记录(0.5分) 7. 收集工作(0.5分) 8. 清场(0.5分)	
灌封 (15分)	1. 着装(0.5分) 2. 核查状态标识及设备消毒(0.5分) 3. 检查设备运行是否正常(0.5分) 4. 取换标识牌(0.5分) 5. 操作 ① 将空安瓿去外包装进行理瓶,加入洗瓶机中进行安瓿清洗,灭菌干燥(2分) ② 开启层流开关使层流罩下的灌封机处在100级洁净层流保护中(2分) ③ 安装并检查灌药与氮气针头安装位置应正对瓶口,调整针架高度,位置处于安瓿瓶颈下面一点为佳(2分) ④ 调节装量为2.15ml;调节充气玻璃转子流量计旋钮至到合适的充气量压力(2分) ⑤ 点燃火头,调节火力的大小(2分)	

灌封 (15分)	⑥ 开启进瓶控制开关进瓶,开启灌装泵开关运行、开启针头固定开关;按下主机按钮,主机指示灯亮则机器开始运转,主机调速由慢到快到所需速度(每分钟速度调节在250～350支左右)。使安瓿进入灌注工位,需加惰性气体的产品,根据要求加入一定的惰性气体;	
	⑦ 操作中随时观察各部位动作的协调性、准确性以及是否有异常摩擦声音产生,注意观察网带中的安瓿,防止传递网带中的安瓿倒下或挤碎,否则应及时清理。及时剔除泡头、焦头等不合格品(1分)	
	⑧ 停机:关闭进瓶控制开关,关闭燃气/氧气阀,火焰熄灭。按下火焰抽风停止按钮,按下主机驱动停止按钮(0.5分)	
	6. 填写记录(0.5分)	
	7. 收集工作(0.5分)	
	8. 清场(0.5分)	
灭菌 (10分)	1. 着装(0.5分)	
	2. 核查状态标识及设备消毒(0.5分)	
	3. 检查设备运行是否正常(0.5分)	
	4. 取换标识牌(0.5分)	
	5. 操作	
	① 夹套加热(1分)	
	② 将灌封好的安瓿用小车推进灭菌柜(1分)	
	③ 关上柜门,将拉肖插入门闩座孔内,然后顺时针拨动手轮,使固定板之凸块对着门闩止头板上凹槽,然后拔出拉肖,继续顺时针方向旋转手轮,使门闩座及固定板向内移动,当固定板的凸块逐渐嵌入门闩止头板的凹槽后,各门闩应逐渐压紧门闩架,旋转动轮直到用两手板不动为止,再将拉肖插入门闩座孔内,即可将蒸汽放入柜内室进行灭菌(1分)	
	④ 灭菌时间结束后,将蒸汽控制阀移至"排汽"位置,此时柜室向外排汽,直至压力真空表指针下降到"0"为止(1分)	
	⑤ 用水为试漏液检漏,剔除漏气安瓿(1分)	
	6. 填写记录(1分)	
	7. 收集工作(1分)	
	8. 清场(1分)	
质检 (5分)	① 可见异物检查(1分)	
	② 无菌检查(1分)	
	③ 无热原检查(1分)	
	④ 装量检查(0.5分)	
	⑤ 不溶性微粒检查(0.5分)	
	⑥ 出具检验报告书(1分)	
各项记录 完成情况 (5分)	1. 生产记录(1分)	
	2. 半成品审核记录(1分)	
	3. 现场记录	
	① 设备运行记录(0.5分)	
	② 维修保养记录(0.5分)	
	③ 温度湿度记录(0.5分)	
	④ 检验仪器使用记录(0.5分)	
	⑤ 质量控制点双人复核记录(0.5分)	
	4. 台账记录(0.5分)	
清场完成 情况 (10分)	1. 检查物料(1分)	
	2. 中间产品管理(2分)	
	3. 废弃物管理(1分)	
	4. 记录类(2分)	
	5. 工具器具(1分)	
	6. 生产设备及工作场地(2分)	
	7. 洁具(1分)	

产品 合格率 (10分)	1. 工序收率(5分) ① 工序规定收得率的 95%至 100%(得 5 分) ② 工序规定收得率的 90%至 95%(得 4 分) ③ 工序规定收得率的 80%至 90%(得 3 分) ④ 工序规定收得率的 70%至 80%(得 2 分) ⑤ 工序规定收得率的 60%至 70%(得 1 分) ⑥ 工序规定收得率的 60.5%(得 0 分) 2. 工序物料平衡(5分) ① 工序物料平衡 99.0%至 99.9%(得 5 分) ② 工序物料平衡 90.5%至 97.5%(得 4 分) ③ 工序物料平衡 80.5%至 90.5%(得 3 分) ④ 工序物料平衡 70.5%至 80.5%(得 2 分) ⑤ 工序物料平衡 60.5%至 70.5%(得 1 分) ⑥ 工序物料平衡低于 60.5%(得 0 分)	
生产事故 (10分)	① 依据标准进行生产,无失误(得 10 分) ② 依据标准进行生产,1 项失误(得 9 分) ③ 依据标准进行生产,2 项失误(得 8 分) ④ 依据标准进行生产,3 项失误(得 7 分) ⑤ 依据标准进行生产,4 项失误(得 6 分) ⑥ 依据标准进行生产,5 项或 5 项以上失误(得 0 分)	
合　计		